# A Arte da Comunicação
# Não Violenta

# A Arte da Comunicação Não Violenta

ORIGEM, TEORIA E PRÁTICA

Tradução:
Sarah Pereira

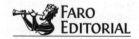

**COPYRIGHT © FARO EDITORIAL, 2021**
Todos os direitos reservados.
Nenhuma parte deste livro pode ser reproduzida sob quaisquer meios existentes sem autorização por escrito do editor.

Diretor editorial **PEDRO ALMEIDA**
Coordenação editorial **CARLA SACRATO**
Preparação **TUCA FARIA**
Revisão **BARBARA PARENTE E GABRIELA DE AVILA**
Capa e diagramação **REBECCA BARBOZA**
Imagens internas **DOMÍNIO PÚBLICO**

Dados Internacionais de Catalogação na Publicação (CIP)
Câmara Brasileira do Livro, SP, Brasil

A arte da comunição não violenta: escritos e correspondências entre Gandhi e Tolstói / tradução de Sarah Oliveira. -- São Paulo - Faro Editorial, 2021.
  208 p.

ISBN 978-65-5957-071-3

1. Gandhi, Mahatma, 1869-1948 2. Tolstoi, Leão, graf, 1828-1910 3. Cartas I. Título II. Oliveira, Sarah

21-3248                                                    CDD 808.86

Índice para catálogo sistemático:
1. Gandhi, Mahatma, 1869-1948
2. Tolstoi, Leão, graf, 1828-1910

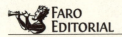

1a edição brasileira: 2021
Direitos de edição em língua portuguesa, para o Brasil, adquiridos por FARO EDITORIAL.

Avenida Andrômeda, 885 — Sala 310
Alphaville — Barueri — SP — Brasil
cep: 06473-000
www.faroeditorial.com.br

# Sumário

**Introdução** 6

**Parte 1**  Carta a um hindu - A sujeição da Índia: sua causa e cura, por Leon Tolstói 9

**Parte 2**  A Correspondência entre Tolstói e Gandhi 31

**Parte 3**  *Minha Não Violência*, por Gandhi 49

**Notas** 201

# Introdução

Por Mohandas Karamchand Gandhi

O QUE SE SEGUE É UMA TRADUÇÃO DA CARTA DE Tolstói, redigida em russo, em resposta a uma carta do editor do jornal Free Hindustan[1]. Depois de ter passado de mão em mão, ela finalmente chegou a mim através de um amigo que me perguntou, como alguém muito interessado nos escritos de Tolstói, se eu achava que valeria a pena publicá-la. Respondi afirmativamente de imediato e disse-lhe que eu deveria fazer a tradução dela para o guzerate e induzir outras pessoas a traduzi-la e publicá-la em outros vernáculos indianos.

A carta que recebi era uma cópia datilografada. Foi, portanto, encaminhada ao autor, que confirmou sua autenticidade e gentilmente me concedeu permissão para imprimi-la. Para mim, como humilde seguidor daquele grande professor que considero há muito tempo um dos meus guias, é uma questão de honra estar conectado com a publicação de sua carta, especialmente como aquele que agora a está oferecendo ao mundo.

Trata-se efetivamente de mera declaração dizer que todo indiano, quer ele reconheça isso ou não, tem aspirações nacionais. Mas há tantas opiniões quanto nacionalistas indianos no que se refere ao significado exato dessa aspiração e, mais especialmente, quanto aos recursos a serem usados para atingir tal fim.

Um dos métodos aceitos e consagrados ao longo do tempo para alcançar o nacionalismo é o da violência. O assassinato de Sir Curzon Wyllie[2] foi uma ilustração desse preceito em sua pior e mais detestável forma. A vida de Tolstói foi dedicada a substituir a norma da violência e remover a tirania, ou garantir a reforma pelo método de não resistência ao mal. Ele enfrentaria o ódio, expresso em violência, através do amor, expresso em sofrimento próprio. Ele não admitia nenhuma exceção para minar essa grande e divina lei do amor, e a aplicava a todos os problemas que perturbam a humanidade.

Tolstói é um dos pensadores mais transparentes do mundo ocidental e um de seus maiores escritores. Como soldado, ele conheceu a violência e o que ela pode fazer. Quando um homem como ele condena o Japão por ter seguido cegamente a lei da ciência moderna, falsamente chamada assim, e teme pelas "maiores calamidades" desse país, cabe a nós fazer uma pausa e considerar se, em nossa impaciência com o domínio britânico, não queremos substituir um mal por outro pior. A Índia, o berçário das grandes religiões do mundo, deixará de ser nacionalista quando se tornar tão "civilizada" que usará seu solo sagrado para reproduzir as fábricas de armas e o odioso industrialismo que reduziram o povo da Europa a um estado de escravidão, e quase sufocaram entre eles os melhores instintos que são a herança da família humana.

Se não queremos o inglês na Índia, devemos pagar o preço. E Tolstói, o sábio de Yasnaya Polyana[3], indica isso ao declarar apaixonadamente:

> Não resista ao mal, mas também não participe dele: na arrecadação de impostos e nas violentas ações dos tribunais e (o que é mais importante) dos soldados. Então, ninguém no mundo o escravizará.

Não se pode questionar sua veracidade quando ele diz:

Uma companhia comercial escravizou uma nação de duzentos milhões de pessoas. Diga isso a um homem livre de superstições e ele não entenderá o que essas palavras demonstram. Qual o significado de trinta mil pessoas – não atletas, mas indivíduos comuns e fracos – terem escravizado duzentos milhões de pessoas vigorosas, inteligentes, capazes e amantes da liberdade? A imagem não deixa claro que não foram os ingleses que escravizaram os indianos, mas os indianos que escravizaram a si mesmos?

Não é preciso aceitar tudo o que Tolstói diz (alguns de seus fatos não são precisamente declarados) para compreender a verdade central de sua acusação ao sistema atual. A verdade a ser percebida é o amor, o qual é um atributo da alma, que tem um poder irresistível sobre o corpo e sobre a força bruta ou corporal gerada pelo despertar de paixões malignas em nós.

Sem dúvida, não há nada de novo no que Tolstói prega, mas sua apresentação da velha verdade é refrescantemente forte. Sua lógica é inatacável. E, acima de tudo, ele se esforça para praticar o que prega. Ele prega para convencer. Ele é sincero e honesto. Ele exige atenção.

19 de novembro de 1909

# PARTE 1

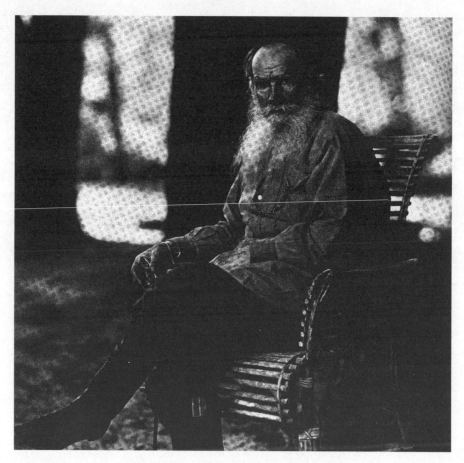

*Leo Tolstói, por Sergei Prokudin-Gorskii, 1908*

# Carta a um hindu

### A sujeição da Índia: sua causa e cura

– Leon Tolstói

# 1

*Tudo o que existe é Um. As pessoas apenas chamam esse Um por nomes diferentes.*

– Os Vedas[4]

*Deus é amor, e aquele que permanece no amor permanece em Deus, e Deus nele.*

– 1 João 4:1

*Deus é um todo; nós somos as partes.*
– **Explicação do ensino dos Vedas por Vivekananda**[5]

*Não busque sossego e descanso naqueles reinos terrenos, onde desilusões e desejos são gerados, pois, se o fizer, será arrastado pelo deserto selvagem da vida, o qual está longe de Mim. Sempre que sentir que seus pés estão se enredando nas raízes entrelaçadas da vida, saiba que você se afastou do caminho para o qual aceno, pois o coloquei em caminho amplo e suave, repleto de flores. Pus uma luz diante de ti, a qual podes seguir e, assim, correr sem tropeçar.*

– Krishna[6]

Recebi sua carta e duas edições de seu periódico, as quais me interessam muito. A opressão da maioria por uma minoria e a inevitável desmoralização resultante dela é um fenômeno que sempre me ocupou, e o tem feito ainda mais particularmente nos últimos tempos. Tentarei lhe explicar o que penso sobre esse assunto, em especial sobre a causa pela qual os terríveis males que o senhor escreve em sua carta e no periódico hindu que me enviou surgiram e continuam a aumentar.

A razão do fato surpreendente de que a maioria dos trabalhadores se submete a um punhado de preguiçosos que controlam seu trabalho e suas próprias vidas é sempre a mesma coisa em toda parte, quer os opressores e oprimidos sejam da mesma etnia, quer sejam de etnias diferentes, como na Índia e em outros lugares. Esse fenômeno parece particularmente estranho na Índia, pois mais de duzentos milhões de pessoas altamente dotadas física e mentalmente encontram-se no poder de um pequeno grupo de indivíduos bastante estranho para elas em pensamentos, e incomensuravelmente inferiores em relação à moral religiosa.

Eu li sua carta e os artigos do Free Hindustan, bem como os escritos muito interessantes do hindu Swami Vivekananda e de outros. Parece que, como é o caso em nosso tempo com os males de todas as nações, a razão está na falta de um ensino religioso razoável. Ao explicar o significado da vida, esse ensino forneceria uma lei suprema para a orientação da conduta e substituiria os preceitos mais do que duvidosos da pseudorreligião e pseudociência, e as conclusões imorais deduzidas delas, que são comumente chamadas de "civilização".

Sua carta, os artigos do Free Hindustan e a literatura política indiana geralmente mostram que, entre seu povo, a maioria dos líderes da opinião pública não atribui mais significado aos ensinamentos religiosos que eram e são professados pelas diferentes etnias da Índia. Eles não reconhecem a possibilidade de libertar o povo da opressão que suportam, exceto adotando os arranjos sociais irreligiosos e profundamente imorais sob os quais os ingleses e outras nações pseudocristãs vivem hoje.

E, no entanto, a principal – senão a única – causa da escravidão dos povos indianos pelos britânicos reside na própria ausência de uma consciência religiosa e na orientação para a conduta que deve advir dela – uma falta comum em nossos dias a todas as nações do Ocidente e do Oriente, do Japão à Inglaterra e também à América.

# 2

*Ó, vocês que veem perplexidades sobre suas cabeças, sob seus pés, às suas direitas e esquerdas – vocês serão um enigma eterno para si mesmos até se tornarem humildes e alegres como crianças. Só então Me encontrarão, e, tendo Me encontrado em si mesmos, vocês dominarão os mundos. E olhando do grande mundo interior para o pequeno mundo exterior, abençoarão tudo o que são e descobrirão que tudo está certo com o tempo e com vocês.*

– **Krishna**

Preciso voltar um pouco para deixar meus pensamentos mais claros para o senhor. Nós não podemos, e ouso dizer que não precisamos, saber como os homens viveram milhões de anos atrás, ou mesmo há dez mil anos. Mas sabemos muito bem que, já que temos algum conhecimento da humanidade, sempre vivemos em grupos especiais de famílias, tribos e nações nas quais a maioria, na convicção de que deve ser assim, se curvou submissa e voluntariamente ao governo de uma ou mais pessoas – uma minoria muito pequena. Apesar de todas as variedades de circunstâncias e personalidades, essas relações se manifestaram entre os vários povos de cuja origem temos algum conhecimento. E quanto mais longe voltamos, mais esse arranjo parece absolutamente necessário, tanto para governantes quanto para governados, pois foi o que possibilitou que as pessoas vivessem juntas pacificamente.

Então estava em todo lugar. Todavia, embora essa forma de vida externa tenha existido por séculos, e ainda exista, muito cedo (milhares de anos antes do nosso tempo), em meio a essa vida baseada na coerção, um pensamento emergia constantemente entre as diferentes nações: em cada indivíduo é manifestado um elemento espiritual que dá vida a tudo o que existe, e é este elemento que se esforça para se unir com tudo de natureza semelhante a si mesmo, atingindo esse objetivo através do amor. Esse pensamento apareceu de várias formas, em diferentes épocas e lugares, com variada abrangência e clareza. Ele encontrou expressão no bramanismo, judaísmo, zoroastrismo (os ensinamentos de Zoroastro), budismo, taoísmo, confucionismo, nos escritos dos sábios gregos e romanos, no cristianismo e no islamismo. O simples fato de esse pensamento ter surgido entre diferentes nações e em momentos diferentes indica que é inerente à natureza humana e contém a verdade. Contudo, essa verdade foi divulgada àqueles que consideravam que uma comunidade só poderia ser mantida unida se algumas delas restringissem as outras, e, portanto, parecia ser bastante inconciliável com a ordem existente da sociedade. Além disso, a princípio ela foi expressa apenas de maneira fragmentária e tão obscura que, embora as pessoas admitissem sua verdade teórica, não podiam aceitá-la inteiramente como orientação para sua conduta. Assim, a disseminação da verdade em uma sociedade baseada na coerção sempre foi prejudicada da mesma maneira. Os que estão no poder, sentindo que o reconhecimento dessa verdade minaria sua posição, consciente, ou até inconscientemente, a perverteram através de explicações e acréscimos bastante estranhos a ela, e também se opuseram a ela por violência aberta.

A verdade era, e ainda é, que esta vida deve ser dirigida pelo elemento espiritual que é a sua base, que se manifesta como amor e que é tão natural para o homem. Mas essa verdade, a fim de forçar um caminho para a consciência do homem, teve que lutar não apenas contra a obscuridade com que era expressa e as distorções intencionais e não intencionais que a cercavam como também contra a violência deliberada, que por meio de perseguições e de punições procurava obrigar os homens a aceitar leis religiosas autorizadas pelos governantes e conflitantes com a verdade. Tal obstáculo e deturpação da verdade, que ainda não havia alcançado absoluta clareza, ocorreram em toda parte – no confucionismo, no taoísmo, no budismo, no cristianismo, no islamismo e no seu bramanismo.

# 3

*Minha mão semeou amor em toda parte, dando a todos que o recebem. Bênçãos são oferecidas a todos os Meus filhos, mas muitas vezes, em sua cegueira, eles deixam de vê-las. Quão poucos são os que recolhem os presentes que jazem em profusão aos seus pés. Quantos há que, em desobediência intencional, desviam os olhos e reclamam com um lamento que não têm o que Eu lhes dei. Muitos deles repudiam desafiadoramente não apenas Meus dons, mas também a Mim – Eu, a Fonte de todas as bênçãos e Autor de seu ser.*

– **Krishna**

*Tardo um pouco a agitação e as contendas do mundo. Embelezarei e vivificarei sua vida com amor e com alegria, pois a luz da alma é o Amor. Onde o Amor está, há contentamento e paz; onde há contentamento e paz, eu também estou ali no meio deles.*

– **Krishna**

*O objetivo do Ser sem pecado consiste em agir sem causar tristeza aos outros, embora ele pudesse alcançar grande poder ignorando seus sentimentos. O objetivo do Ser sem pecado reside em não fazer o mal àqueles que fizeram o mal a ele. Se um homem causa sofrimento mesmo àqueles que o odeiam sem motivo algum, acabará sofrendo uma dor que não será superada. A punição dos malfeitores consiste em fazê-los sentir vergonha de si mesmos proporcionando-lhes uma grande bondade. De que serve o conhecimento superior nesse caso, se ele não se esforça para aliviar a necessidade do próximo tanto quanto a própria? Se, de manhã, um homem deseja fazer mal ao outro, à noite o mal retornará para ele.*

– O Kural[7] hindu

Assim foi em toda parte. O reconhecimento de que o amor representa a mais alta moralidade não foi negado ou contradito em lugar nenhum, mas essa verdade estava tão entrelaçada em toda parte com falsidades distorcidas que, por fim, nada restou além de palavras. Ensinou-se que essa mais elevada moralidade era aplicável apenas à vida privada – para uso doméstico, por assim dizer –, mas que na vida pública todas as formas de violência, prisão, execuções e guerras poderiam ser usadas para a proteção da maioria contra uma minoria de malfeitores, embora esses meios fossem diametralmente opostos a qualquer vestígio de amor. E apesar de o senso comum indicar que se alguns homens alegam decidir quem deve ser submetido a todas as formas de violência para o bem dos outros, esses homens aos quais a violência é aplicada, por sua vez, podem chegar a uma conclusão semelhante em relação àqueles que empregaram violência contra eles. Os grandes mestres religiosos do bramanismo, budismo e, acima de tudo, do cristianismo previram uma perversão da lei do amor e chamaram a atenção constantemente para a única condição invariável dela: o suportar dos ferimentos, insultos e violência de todos os tipos sem resistir ao mal com o mal. Mesmo assim, independentemente de tudo o que leva o homem adiante, as pessoas continuaram tentando unir os incompatíveis: a virtude do amor e a contenção do mal através da violência. E tal ensino foi tão firmemente estabelecido, apesar de sua contradição interior, que aqueles mesmos que reconhecem o amor como uma virtude, também aceitam como legal uma ordem de vida baseada na violência e permitem que os homens não apenas torturem, mas matem uns aos outros.

Durante muito tempo as pessoas viveram nessa contradição óbvia sem perceber. No entanto, chegou um momento em que ela se tornou cada vez mais evidente para os pensadores de várias nações. E a velha e simples verdade de que é natural que os homens se ajudem e se amem, mas não que torturem e matem uns aos outros, ficou cada vez mais clara, de modo que cada vez menos pessoas podiam acreditar nos sofismas pelos quais a distorção da verdade havia se tornado tão plausível.

Antigamente, o principal método de justificar o uso da violência e assim infringir a lei do amor era reivindicar um direito divino para os governantes: czares, sultões, rajás, xás e outros chefes de Estado. Porém, quanto mais a humanidade vivia, mais fraca se tornava a crença nesse direito peculiar dado ao governante por Deus. Ela murchou da mesma maneira e quase simultaneamente no mundo cristão e no brâmane, assim como nas esferas budista e confucionista. Nos últimos tempos, ela desapareceu de tal forma que não prevalece mais contra a compreensão razoável do homem e o verdadeiro sentimento religioso. As pessoas viam cada vez mais claramente, e agora a maioria vê de maneira nítida, a falta de sentido e a imoralidade de subordinar os outros às suas vontades, quando são obrigados a fazer o que é contrário não apenas aos seus interesses, mas também ao seu senso moral. E assim, alguém poderia supor que, tendo perdido a confiança em qualquer autoridade religiosa para uma crença na divindade de potentados de vários tipos, as pessoas tentariam se libertar da sujeição a ele. Os governantes, que eram considerados seres sobrenaturais, se beneficiaram por sujeitar os indivíduos, mas infelizmente não foram os únicos beneficiários. Como resultado da crença e durante o governo desses seres pseudodivinos, grupos cada vez maiores de pessoas se uniram e se estabeleceram ao redor deles, que sob a aparência de governo tiraram vantagem do povo. Quando o velho engodo de uma autoridade sobrenatural e designada por Deus diminuiu, a única preocupação desses homens passou a ser inventar uma nova enganação que tornasse possível manter o povo em servidão a um número limitado de governantes, como fez a antecessora.

# 4

*Filhos, vocês querem saber pelo que seus corações devem ser guiados? Joguem de lado seus anseios e esforços depois daquilo que é nulo e sem efeito. Livrem-se de seus pensamentos errôneos sobre felicidade e sabedoria, de seus desejos vazios e insinceros. Dispensem isso e vocês conhecerão o Amor.*

**– Krishna**

*Não sejais os destruidores de si mesmos. Levantem-se para o seu verdadeiro Ser, e então vocês não terão nada a temer.*

**– Krishna**

Agora, novas justificativas surgiram no lugar das antiquadas, obsoletas e religiosas. Elas são tão inadequadas quanto as antigas, mas, como são novas, a maioria dos homens não consegue reconhecer sua futilidade imediatamente. Além disso, aqueles que desfrutam do poder propagam esses novos sofismas e os apoiam com tanta habilidade que eles parecem irrefutáveis, até mesmo para muitos dos que sofrem com a opressão que essas teorias procuram explicar. Essas novas justificativas são chamadas de "científicas", mas pelo termo "científico" entende-se exatamente o que antes era entendido pelo termo "religioso". Assim como a princípio tudo o que era conhecido como "religioso" era considerado inquestionável simplesmente porque era chamado assim, agora tudo o que é denominado "científico" é acatado de maneira incontestável. A justificativa religiosa obsoleta da violência consistiu no reconhecimento da personalidade sobrenatural do governante ordenado por Deus ("não há poder senão o de Deus"[8]). Isso foi substituído pela justificativa "científica".

Em primeiro lugar, a "ciência" apresenta a afirmação de que, como a coerção do homem pelo homem tem existido em todas as épocas, é uma consequência que ela deva continuar a existir. Essa afirmação de que as pessoas devem continuar a viver como nas eras passadas, e não como sua razão e consciência indicam, é o que a "ciência" chama de "lei histórica".

A segunda justificativa "científica" está na afirmação de que, como há uma luta constante pela existência entre plantas e animais selvagens que sempre resulta na sobrevivência do mais apto, uma disputa semelhante deve ser realizada entre os seres humanos. Isso apesar do fato de que os humanos são dotados de inteligência e amor, capacidades que faltam em criaturas inferiores, sujeitas à luta pela existência e sobrevivência das mais qualificadas.

A terceira, mais importante e, infelizmente, a mais difundida justificativa é apenas uma pequena alteração da desculpa religiosa milenar: na vida pública, a supressão de alguns para a proteção da maioria não pode ser evitada. Isso torna inevitável a coerção, por mais desejável que seja apenas a confiança no amor nas relações humanas. A única diferença nessa justificação pela pseudociência consiste no fato de que ela agora dá uma resposta distinta daquela dada pela religião ao porquê de algumas pessoas não terem o direito de decidir contra quem a violência pode e deve ser usada. A religião declarou que o direito de decidir era válido porque as pessoas detentoras do poder divino o pronunciavam. A "ciência" afirma que essas decisões representam a vontade do povo, que, sob uma forma constitucional de governo, deve encontrar expressão em todas as decisões e ações daqueles que estão no comando no momento.

Tais são as justificativas científicas do princípio da coerção. Elas não são apenas fracas, mas absolutamente inválidas, e ainda assim são tão necessárias para aqueles que ocupam posições privilegiadas que acreditam nelas tão cegamente como antes acreditavam na Imaculada

Concepção, e as propagam com a mesma confiança. E a infeliz maioria dos homens está tão deslumbrada com a pompa com a qual essas "verdades científicas" são apresentadas que, sob essa nova influência, aceita essas idiotices científicas como verdade sagrada, assim como anteriormente aceitava as justificativas pseudorreligiosas. E essa infeliz maioria continua a se submeter aos atuais detentores do poder, que são tão cruéis, mas agora mais numerosos do que antes.

# 5

Quem sou eu? Eu sou aquilo que você procura desde que seus olhos de bebê olhavam maravilhados para o mundo cujo horizonte esconde essa vida real de você. Eu sou aquilo pelo qual, em seu coração, você orou e exigiu como seu direito de nascimento, embora não soubesse o que era. Eu sou aquilo que permaneceu em sua alma por centenas e milhares de anos. Algumas vezes eu fiquei em você de luto, porque você não me reconheceu. Algumas vezes, levantei a cabeça, abri os olhos e estendi os braços, chamando-o com ternura e tranquilidade, ou com vigor, exigindo que você se rebelasse contra as correntes de ferro que o prendiam à Terra.

– **Krishna**

Assim, os assuntos continuaram, e ainda continuam, no mundo cristão. Todavia, podemos ter esperança de que essa nova superstição científica não se estabeleça nos imensos mundos brâmane, budista e confucionista. Poderíamos esperar que os chineses, japoneses e hindus, uma vez que seus olhos estivessem abertos à fraude religiosa que justificava a violência, iriam avançar diretamente para o reconhecimento da lei do amor inerente à humanidade, a qual os grandes professores do Oriente haviam enunciado com tanta força. Todavia, o que aconteceu é que a superstição científica que substitui a religiosa foi aceita e garantiu um domínio cada vez mais forte no Oriente.

Em seu periódico, o senhor define a seguinte máxima como princípio básico que deve orientar as ações de seu povo: "A resistência à agressão não é simplesmente justificável, mas imperativa; a não resistência prejudica tanto o altruísmo quanto o egotismo".

O amor é a única maneira de resgatar a humanidade de todos os males, e nele o senhor também têm o único método de salvar seu povo da escravidão. Em tempos muito antigos, o amor era proclamado com excepcional força e clareza entre o seu povo como a base religiosa da vida humana. O amor e a resistência forçada aos malfeitores envolvem uma contradição mútua que destrói completamente todo o sentido e significado do conceito de amor. E o que se segue? Com um coração leve e no século XX, o senhor, que faz parte de um povo religioso, nega a lei dele, sentindo-se convencido da sua iluminação científica e do seu direito de fazê-lo. O senhor repete (não leve isso a mal) a incrível estupidez doutrinada em vocês pelos defensores do uso da violência, os inimigos da verdade e os servos, primeiro da teologia e depois da ciência, que são seus professores europeus.

O senhor diz que os britânicos escravizaram seu povo e os mantiveram em jugo porque este último não resistiu de forma resoluta o suficiente e não combateu força com força, mas o caso é exatamente o oposto. Se os ingleses escravizaram a população da Índia é apenas porque esta última reconheceu, e ainda reconhece, a força como princípio fundamental da ordem social. De acordo com esse princípio, eles se submeteram a seus pequenos rajás, lutaram entre si, lutaram entre os europeus e os ingleses. Agora vocês estão tentando lutar com eles novamente.

Uma companhia comercial escravizou uma nação composta por duzentos milhões de pessoas. Diga isso a um homem livre de superstições e ele não entenderá o que essas palavras significam. Qual o significado de trinta mil homens – não atletas, mas pessoas comuns e fracas – subjugarem duzentos milhões de pessoas vigorosas, inteligentes, capazes e amantes da liberdade? A imagem não deixa claro que não foram os ingleses que escravizaram os indianos, mas que os indianos escravizaram a si mesmos?

Quando os indianos reclamam que os ingleses os escravizaram, é como se os bêbados reclamassem que os traficantes de bebidas que se estabeleceram entre eles os escravizaram. Alguém lhes diz que podem parar de beber, mas eles respondem que estão tão acostumados com isso que não conseguem se abster, e que precisam de álcool para manter sua energia. Não é a mesma coisa com os milhões de pessoas que se submetem a milhares ou mesmo a centenas de outras de suas próprias nações ou até de outras nações?

Se o povo da Índia é escravizado pela violência, é apenas porque vive e viveu através dela e não reconhece a lei eterna do amor inerente à humanidade.

> Lamentável e tolo é o homem que busca o que já tem e não sabe que o possui. Sim, lamentável e tolo é aquele que não conhece o êxtase do amor que o cerca e que eu tenho lhe dado.
> – **Krishna**

A lei do amor, que exclui toda resistência através da violência, é natural para os corações dos homens e até mesmo agora lhes é revelada. Assim que eles viverem inteiramente de acordo com essa lei e se afastarem de toda a participação na violência, não apenas centenas não serão capazes de escravizar milhões, mas nem milhões serão capazes de escravizar um único indivíduo. Não resista ao malfeitor e não tenha parte nisso, seja nas violentas ações do governo, nos tribunais, na arrecadação de impostos ou, sobretudo, no serviço militar, e ninguém no mundo será capaz de escravizá-lo.

# 6

Ó, você que está sentado em cativeiro e continuamente busca e tenta a liberdade, busque apenas o amor. O amor é a paz em si mesmo e a paz que dá satisfação completa. Eu sou a chave que abre o portal para a terra raramente descoberta onde somente o contentamento é encontrado.

– **Krishna**

O que está acontecendo agora ao povo do Oriente e do Ocidente é o que acontece com todo indivíduo quando passa da infância para a adolescência e da juventude para a maturidade. Ele perde o que até então havia guiado sua vida, e não tendo encontrado um novo padrão adequado à sua idade, vive sem direção, e, por isso, inventa todo tipo de ocupações, cuidados, distrações e estupefações para desviar sua atenção da miséria e insensatez de sua existência. Essa condição pode durar muito tempo.

Quando um indivíduo passa de um período da vida para outro, chega um momento em que ele não pode continuar como antes, em atividades e emoções sem sentido. Em vez disso, ele precisa entender que, embora tenha superado o que antes o dirigia, isso não significa que deva viver sem nenhuma orientação razoável. Preferencialmente, ele deve formular para si um entendimento da vida correspondente à sua idade e, tendo elucidado isso, deve ser guiado por ele. Da mesma forma, um tempo semelhante deve chegar ao crescimento e desenvolvimento da humanidade. Acredito que isso chegou agora, não no sentido de que começou no ano de 1908, mas de que a contradição inerente à vida humana alcançou um grau extremo de tensão. Por um lado, há a consciência da beneficência da lei do amor e, por outro, a ordem de vida existente, que há séculos ocasionou um modo de vida vazio, ansioso, inquieto e conturbado, por mais conflituoso que seja com a lei do amor e construída no uso da violência. Essa contradição deve ser enfrentada, e a solução será evidentemente favorável, não à lei obsoleta da violência, mas à verdade que habitou o coração dos homens desde a antiguidade remota: a verdade de que a lei do amor está de acordo com a lei da natureza do homem.

Mas os homens só podem reconhecer essa verdade em toda sua extensão quando se libertam completamente de todas as superstições religiosas e científicas e de todas as consequentes deturpações e distorções sofisticadas pelas quais seu reconhecimento foi impedido por séculos.

Para salvar um navio afundando é necessário atirar o lastro ao mar, que, embora possa ter sido necessário uma vez, agora faria o navio afundar. E assim é com a superstição científica que esconde a verdade de seu bem-estar da humanidade. Os homens devem abraçar a verdade, não da maneira vaga que fizeram na infância, nem da maneira unilateral e pervertida que lhes é apresentada por seus professores religiosos e científicos, mas adotando-a como sua lei mais elevada. A libertação completa desta verdade de toda e qualquer superstição, tanto pseudorreligiosa quanto pseudocientífica, e pela qual ela ainda é obscurecida, é essencial. Ela não pode ser uma tentativa parcial e tímida, de acordo com tradições santificadas pela idade e com os hábitos do povo. Não pode ser o que foi realizado na esfera religiosa pelo guru Nanak, o fundador da seita dos sikhs, no mundo cristão por Lutero e por reformadores semelhantes em outras religiões. Deve ser uma limpeza fundamental da consciência religiosa de todas as religiões antigas e modernas superstições científicas.

Se ao menos as pessoas se libertassem de suas crenças em todos os tipos de Ormuzds[9], Brahmas[10], shabats[11] e suas encarnações como Krishnas ou Cristos; das crenças em paraísos e infernos; em reencarnações e ressurreições; da interferência dos deuses nos assuntos externos do universo; e, acima de tudo, das crenças na infalibilidade dos vários Vedas, Bíblias, Evangelhos, Tripitakas[12], Alcorões e afins. Se eles também se libertassem da crença cega em uma variedade de ensinamentos científicos sobre átomos e moléculas infinitamente pequenos, em todos os mundos infinitamente grandes e remotos, em seus movimentos e origem, na infalibilidade da lei científica em que a humanidade se encontra sujeita no presente, nas leis históricas e econômicas, e na lei da luta e da sobrevivência. Se ao menos as pessoas se libertassem desse terrível acúmulo de exercícios fúteis de nossas capacidades inferiores de mente e memória chamadas de "ciências", e das inúmeras divisões de todos os tipos de histórias, antropologias, homilética, bacteriologias, jurisprudências, cosmografias e estratégias – o nome deles é legião[13]. Se eles se libertassem de todo esse lastro prejudicial e estupefato, então a simples lei do amor, que é natural ao homem, acessível a todos e, que resolve todas as questões e perplexidades, se tornaria clara e obrigatória.

# 7

Filhos, olhem para as flores aos seus pés e não as pisoteiem. Olhem para o amor ao seu redor e não o repudiem.

– Krishna

Há uma razão mais elevada, que transcende todas as mentes humanas. Ela está longe e perto. Ela permeia todos os mundos e, ao mesmo tempo, é infinitamente maior do que eles. Um homem que vê que todas as coisas estão contidas no espírito superior não pode tratar nenhum ser com desprezo. Para aquele a quem todos os seres espirituais são iguais aos mais elevados, não pode haver espaço para engano ou pesar. Aqueles que são ignorantes e dedicados apenas a ritos religiosos estão em uma profunda escuridão. Porém, aqueles que são entregues a meditações infrutíferas estão em uma escuridão ainda maior.

– Upanishads[14], de Vedas

Sim, em nosso tempo todas essas coisas devem ser esclarecidas para que a humanidade possa escapar de calamidades autoinfligidas que atingiram uma intensidade extrema. Se um indiano busca a libertação da sujeição aos britânicos, ou qualquer outra pessoa luta com um opressor de sua própria ou de outra nacionalidade; se é um negro se defendendo contra os norte-americanos; se são persas, russos ou turcos se defendendo contra seus respectivos governos; ou se é alguém procurando o maior bem-estar para si e para todos os outros – ele não precisa de explicações e justificativas, de superstições religiosas antigas como as que foram formuladas por seus Vivekanandas, Baba Bharatis[15] e outros, ou no mundo cristão por vários semelhantes intérpretes e expoentes de coisas de que ninguém necessita. Tampouco precisa das inúmeras teorias científicas sobre assuntos não apenas desnecessários, mas na maior parte prejudiciais (nada é indiferente no reino espiritual; o que não é útil é prejudicial).

O que se deseja para os indianos, assim como para os britânicos, franceses, alemães e russos, não são Constituições e Revoluções, as diferentes conferências e congressos, os muitos engenhosos dispositivos para navegação submarina e aérea, os explosivos poderosos, todo tipo de conveniência a acrescentar ao desfrute das classes dominantes ricas, novas escolas e universidades com inúmeras faculdades de ciências, um aumento de papéis e livros, gramofones e cinematógrafos, nem essas estupidezes infantis e em geral corruptas denominadas de arte. Apenas uma coisa é necessária: o conhecimento da verdade simples e clara que encontra lugar em toda alma que não é entorpecida por superstições religiosas e científicas. Esta é a verdade, que para a nossa vida uma lei é válida: a lei do amor, que traz a mais importante felicidade a todo indivíduo e a toda a humanidade. Libertem suas mentes das enormes imbecilidades que impedem seu reconhecimento e, de imediato, a verdade surgirá em meio às bobagens pseudorreligiosas que a sufocam. É a verdade eterna e indubitável inerente ao homem, que é a mesma em todas as grandes religiões do mundo. No devido tempo, ela emergirá e fará o seu caminho para o reconhecimento geral, o absurdo que a ocultou desaparecerá de si mesmo, e com ele seguirá o mal que faz a humanidade agora sofrer.

Filhos, olhem para o alto com seus olhos enevoados, e um mundo cheio de alegria e amor se revelará a vocês, um mundo racional feito pela Minha sabedoria, o único mundo real. Então saberão o que o amor fez com vocês, o que o amor lhes concedeu, o que o amor exige de vocês.

– **Krishna**

**Yasnaya Polyana
14 de dezembro de 1908**

# Parte 2

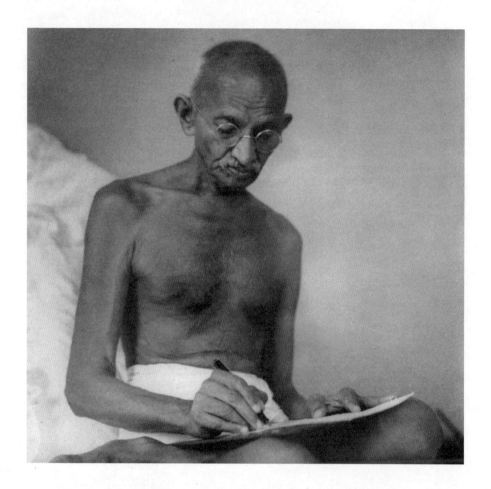

*Gandhi escrevendo uma das cartas a Hitler em que implorava pela paz ao ditador nazista, 1942. Birla House, autor desconhecido*

# A correspondência entre Tolstói e Gandhi

10 de outubro de 1909

Conde Tolstói,

Tomo a liberdade de chamar sua atenção para o que está acontecendo em Transvaal (África do Sul) há quase três anos.

Nessa colônia existe uma população indiano-britânica de quase treze mil habitantes. Esses indianos têm trabalhado por vários anos sofrendo várias deficiências legais. O preconceito contra a cor e, em alguns aspectos, contra os asiáticos é intenso ali. Isso se deve, em grande parte, no que diz respeito aos asiáticos, ao ciúme do comércio. O clímax foi atingido há três anos, com uma lei que muitos outros e eu considerávamos degradante e calculada para desumanizar aqueles a quem era aplicável. Senti que a submissão a algo dessa natureza era inconsistente com o espírito da verdadeira religião. Eu e alguns de meus amigos acreditávamos e ainda acreditamos firmemente na doutrina da não resistência à violência. Também tive o privilégio de estudar os seus escritos, os quais deixaram uma profunda impressão em minha mente. Os indiano-britânicos, diante dos quais a posição foi totalmente explicada, aceitaram o conselho de que não devemos nos submeter à legislação, mas que devemos sofrer prisão ou quaisquer outras penalidades que a lei possa impor por sua violação. O resultado foi que quase metade da população indiana, que foi incapaz de suportar o calor da luta ou sofrer as dificuldades da prisão, saiu de Transvaal em vez de se submeter à lei que considerava degradante. Da outra metade, cerca de duas mil e quinhentas pessoas se deixaram prender, algumas até cinco vezes, pelo bem da consciência. As prisões variaram de quatro dias a seis meses, na maioria dos casos com trabalho forçado. Muitos foram arruinados financeiramente. Neste momento, mais de cem resistentes passivos se encontram nas prisões do Transvaal. Alguns desses homens são muito pobres e ganham a vida a cada dia; o resultado foi que suas esposas e filhos tiveram que ser apoiados por contribuições públicas, também amplamente criadas por resistentes passivos. Isso colocou uma forte pressão sobre os indiano-britânicos, mas, na minha opinião, eles se ergueram à altura da ocasião.

A luta ainda continua, e não se sabe quando chegará ao fim. No entanto, pelo menos alguns de nós viram com mais clareza que a resistência passiva poderá ter sucesso onde a força bruta deve falhar. Também notamos que, uma vez que a luta foi prolongada, isso se deveu em grande parte à nossa fraqueza e, por consequência, a uma crença que foi engendrada na mente do governo de que não poderíamos suportar o sofrimento contínuo.

Juntamente com um amigo, vim aqui [em Londres] para ver as autoridades imperiais e colocar diante delas a nossa posição, com o objetivo de buscar reparação. Os resistentes passivos reconheceram que não deveriam ter ligação com as súplicas ao governo, mas a delegação chegou à instância dos membros mais fracos da comunidade e, portanto, representa sua fraqueza, e não a sua força.

Mas, no curso de minha observação aqui, senti que, se fosse pedida uma competição geral por um ensaio sobre ética e eficácia da resistência passiva, isso popularizaria o movimento e faria as pessoas pensarem. Um amigo levantou a questão da moralidade em conexão com a competição proposta. Ele acha que esse convite seria inconsistente com o verdadeiro espírito de resistência passiva e que isso equivaleria a comprar opinião. Posso pedir-lhe para me favorecer com sua crítica sobre o assunto da moralidade? E se o senhor considera que não há nada errado em pedir contribuições, peço que também me dê os nomes daqueles a quem especialmente devo abordar para escrever sobre o assunto.

Há mais uma coisa com referência à qual eu invadiria o seu tempo. Uma cópia de sua "Carta a um hindu"[16] sobre a atual agitação na Índia foi colocada em minhas mãos por um amigo. Ela parece representar seus pontos de vista. É intenção do meu amigo, à sua própria custa, ter vinte mil cópias impressas, traduzidas e também distribuídas. Contudo, não conseguimos garantir o original e não nos sentimos justificados em imprimi-lo, a menos que tenhamos certeza da precisão da cópia e do fato de serem seus escritos. Atrevo-me a anexar uma cópia da cópia, e considerarei um favor se o senhor me informar se é a sua carta, se é uma cópia precisa e se aprova sua publicação da maneira acima. Se desejar adicionar algo mais à carta, por favor, faça-o. Atrevo-me também a fazer uma sugestão. No parágrafo final, o senhor parece dissuadir o leitor de uma crença na reencarnação. Não sei se estudou especialmente a questão (se não é impertinente da minha parte mencionar isso). A reencarnação ou transmigração é uma crença estimada por milhões na Índia e também na China. Com tantas pessoas, quase se pode dizer que é uma questão de experiência, e não mais de aceitação acadêmica. Ela explica razoavelmente os muitos mistérios da vida. Esse foi o consolo de alguns dos resistentes passivos que passaram pelas prisões do Transvaal. Meu objetivo ao escrever isso não é convencê-lo da verdade da doutrina, mas perguntar se o senhor removerá a palavra "reencarnação" de outras coisas das quais dissuadiu seu leitor. Na carta em questão, o senhor citou Krishna amplamente e fez referências a passagens. Eu agradeceria muitíssimo se me desse o título do livro do qual as citações foram retiradas.

Eu o cansei com esta carta. Estou ciente de que aqueles que o honram e se esforçam para segui-lo não têm o direito de invadir seu tempo, mas, na medida do possível, é dever deles abster-se de lhe causar problemas. Eu, no entanto, que sou um completo estranho para o senhor, tomei a liberdade de abordar esta comunicação no interesse da verdade e para aconselhar-me sobre problemas cuja solução o senhor fez ser o trabalho da sua vida.

Com respeito, despeço-me,<br>
Seu servo obediente,<br>
Mohandas Karamchand Gandhi

**7 de outubro de 1909**

Sr. Gandhi,

Acabei de receber sua carta, que foi muito interessante e que me deu muito prazer. Que Deus ajude nossos queridos irmãos e cooperadores no Transvaal! Também entre nós, essa luta entre gentileza e brutalidade, humildade e amor, dignidade e violência torna-se sentida de maneira cada vez mais forte, especialmente em uma intensa colisão entre dever religioso e leis do Estado, expressa por recusas em prestar o serviço militar. Tais recusas ocorrem com mais frequência.

Estou muito feliz que queira traduzir "Carta a um hindu". Minha equipe de Moscou informará o título do livro sobre Krishna. Quanto à "reencarnação", da minha parte não devo omitir nada, pois acho que a fé em um renascimento nunca restringirá a humanidade tanto quanto a fé na imortalidade da alma, na verdade e no amor divinos. Mas deixo para o senhor omitir, se desejar. Ficarei muito feliz em ajudar na sua edição. A tradução e difusão de meus escritos em dialetos indianos só podem ser um deleite para mim.

Penso que a questão do pagamento monetário não deve surgir em conexão com um empreendimento religioso.

Saúdo-o fraternalmente, e fico feliz por ter entrado em contato com o senhor.

**Leon Tolstói**

11 de outubro de 1909

Conde Tolstói,

Apresento meus agradecimentos por sua correspondência registrada em conexão com a "Carta a um hindu" e com os assuntos que tratei em minha missiva ao senhor.

Por ter ouvido falar sobre sua saúde debilitada e desejando poupá-lo do problema, evitei enviar um reconhecimento, sabendo que uma expressão escrita de meu agradecimento era uma formalidade supérflua. O sr. Aylmer Maude[17], a quem agora pude conhecer, me garantiu que o senhor estava realmente com uma saúde muito boa e que prestava constante e regular atenção à sua correspondência todas as manhãs. Foi uma notícia muito agradável para mim e me encoraja a escrever mais sobre assuntos que são, eu sei, de maior importância de acordo com os seus ensinamentos.

Gostaria de lhe enviar um livro escrito por um amigo, um britânico que atualmente está na África do Sul, relacionado à minha vida, uma vez que tem a ver com a luta com que estou tão conectado e para a qual minha existência é dedicada. Como estou muito ansioso para atrair seu ativo interesse e simpatia, pensei se o senhor não consideraria impertinente que eu lhe enviasse o exemplar.

A meu ver, essa luta dos indianos no Transvaal é a maior dos tempos modernos, já que foi idealizada tanto em relação ao objetivo quanto aos métodos adotados para alcançá-la. Não conheço uma luta em que os participantes não obtenham, ao final, qualquer vantagem pessoal ou em que metade das pessoas afetadas não tenha sofrido grande aflição e provação por causa de um princípio. Não me foi possível anunciar a luta tanto quanto eu gostaria. Possivelmente, o senhor comanda o maior público hoje. Se estiver satisfeito com os fatos que encontrará no livro do sr. Doke[18], e se considerar que as conclusões a que cheguei são justificadas pelos fatos, posso pedir-lhe que use sua influência da maneira que achar mais apropriada para popularizar o movimento? Se for bem-sucedido, não será apenas um triunfo da religião, do amor e da verdade sobre a irreligião, o ódio e a falsidade, mas é muito provável que sirva de exemplo para os milhões na Índia e para as pessoas em outras partes do mundo que podem ser oprimidas, e certamente será um ótimo caminho para acabar com o partido da violência, pelo menos na Índia. Se continuarmos até o fim, como acredito que faremos, não tenho a menor dúvida sobre o sucesso final, e seu encorajamento da maneira sugerida pelo senhor só pode nos fortalecer em nossa resolução.

As negociações que estavam em andamento para a solução da questão praticamente deram em nada e, juntamente com meu colega, volto à África do Sul esta semana, e provoco a prisão. Devo acrescentar que meu filho, que se juntou alegremente a mim nessa batalha, agora está preso por seis meses com trabalho forçado. Esta é a sua quarta prisão no curso da luta.

Espero que esta o encontre em boa saúde.

**Continuo seu servo obediente,
Mohandas Karamchand Gandhi**

4 de abril de 1910

Conde Tolstói,

O senhor se lembrará de que lhe escrevi pela última vez em Londres, onde estava de passagem. Como seu adepto muito dedicado, eu lhe envio, juntamente com esta carta, um pequeno livro que compilei no qual traduzi meus próprios escritos em guzerate. Vale ressaltar que o governo indiano confiscou o original; por esse motivo, apressei-me a publicar a tradução. Tenho medo de sobrecarregá-lo, mas se sua saúde permitir e se o senhor tiver tempo para ler o livro, não preciso dizer o quanto valorizarei sua crítica. Aproveito também para enviar-lhe algumas cópias da "Carta a um hindu", que o senhor me permitiu publicar. Ela também foi traduzida para um dos dialetos indianos.

Seu humilde servo,
Mohandas Karamchand Gandhi

8 de maio de 1910

Sr. Gandhi,

Acabei de receber sua carta e seu livro, *Indian Home Rule*[19].

Eu o li com grande interesse, pois considero de extrema importância a questão de que trata – a resistência passiva – não apenas para os indianos, mas também para toda a humanidade.

Não consigo encontrar sua primeira carta, mas, ao procurá-la, apareceu a biografia feita por Doke, que me atraiu muito e me permitiu conhecê-lo e entendê-lo melhor.

No momento, não estou muito bem e, portanto, não escrevo tudo o que está em meu coração sobre seu livro e suas atividades em geral, as quais valorizo muito. No entanto, o farei assim que estiver melhor.

Seu amigo e irmão,
Leon Tolstói

15 de agosto de 1910

Conde Tolstói,

Estou muito grato por sua encorajadora e cordial carta do dia 8 de maio. Valorizo muito sua aprovação geral do meu livreto. Aguardo suas críticas detalhadas ao trabalho, para o qual sua bondade foi tão grande a ponto de o senhor as prometer em sua carta, se tiver tempo.

O sr. Kallenbach escreveu para o senhor sobre a Fazenda Tolstói. Ele e eu somos amigos há muitos anos. Posso afirmar que ele passou por muitas das experiências que o senhor descreveu graficamente em seu trabalho *Uma Confissão*. Nenhum texto o tocou tão profundamente quanto o seu. Como estímulo a um esforço maior para viver de acordo com os ideais defendidos pelo senhor diante do mundo, ele tomou a liberdade, após consulta comigo, de nomear a fazenda em sua homenagem.

A publicação do *Indian Opinion*[20], que estou enviando aqui, fornecerá informações completas sobre a ação generosa dele em oferecer o uso da fazenda para resistentes passivos.

Eu não deveria tê-lo sobrecarregado com esses detalhes, mas o fiz pelo fato de o senhor ter um interesse pessoal na luta de resistência passiva que está ocorrendo em Transvaal.

**Permaneço seu servo fiel,**
**Mohandas Karamchand Gandhi**

7 de setembro de 1910

Sr. Gandhi,

Recebi seu jornal, *Indian Opinion*, e fiquei feliz em ver o que dizia daqueles que renunciam a toda a resistência pela força, e imediatamente senti o desejo de informar quais pensamentos sua leitura despertou em mim.

Quanto mais eu vivo – especialmente agora quando sinto claramente a aproximação da morte[21] –, mais me vejo motivado a expressar o que me vai no íntimo com mais intensidade do que qualquer outra coisa, e o que em minha opinião é de imensa importância, a saber, o que chamamos de renúncia a toda a oposição através da força, que é simplesmente a lei do amor, não pervertida pelos sofistas. O amor, o esforço das almas dos homens em direção à unidade e o comportamento submisso que resulta dele, representa a mais importante e, de fato, a única lei da vida. Todo homem sabe e sente isso nas profundezas do seu coração (nós o vemos mais claramente nas crianças) e sabe até que ele se envolve na rede mentirosa dos pensamentos mundanos. Essa lei foi anunciada por todas as filosofias: indiana, chinesa, judia, grega e romana. Mais claramente, penso eu, foi anunciada por Cristo, que disse explicitamente que dela dependem a Lei e os Profetas. Acima disso, prevendo a distorção que atrapalha seu reconhecimento e pode sempre atrapalhá-lo, Ele indicou especificamente o perigo de uma deturpação que se apresenta aos homens que vivem por interesses mundanos. Tais homens reivindicam o direito de defender seus interesses pela força ou, como Ele expressou, de retribuir golpe por golpe e recuperar bens roubados através da violência. Ele sabia, como todos os homens razoáveis, que qualquer emprego da força é incompatível com o amor como a mais elevada lei da vida e que, assim que o uso dela parecer permitido, mesmo em um único caso, a própria lei é imediatamente negada. Toda a civilização cristã, exteriormente tão esplêndida, cresceu com esse estranho e flagrante mal-entendido contraditório, que é parcialmente intencional, mas sobretudo inconsciente. Fundamentalmente, no entanto, a lei do amor é, e pode ser, inválida se a defesa pela força estiver estabelecida a seu lado. E se uma vez que a lei do amor não é válida, então não resta nenhuma lei, exceto o direito da força. A cristandade vive nesse estado há mil e novecentos anos.

Sem dúvida, os homens sempre se deixaram guiar pela força como princípio fundamental de sua ordem social. A diferença entre as nações cristãs e todas as outras é apenas que no cristianismo a lei do amor foi mais clara e definitiva do que em qualquer outra religião, e que seus seguidores a reconhecem solenemente. Apesar disso, consideram o uso da força permitido e baseiam suas vidas na violência. A vida das nações cristãs, portanto, apresenta uma maior contradição entre o que elas acreditam e o princípio sobre o qual elas são construídas, uma contradição entre o amor, que deve prescrever a lei da conduta e o emprego da força. Essa força é reconhecida sob várias formas, como governos, tribunais de justiça e exércitos, que são estimados e aceitos conforme necessário. Essa contradição aumentou com o desenvolvimento da vida espiritual do cristianismo e, nos últimos anos, atingiu a maior tensão.

A questão agora é que devemos escolher entre duas coisas: ou admitir que não reconhecemos nenhuma ética religiosa e deixar nossa conduta de vida ser decidida pelo direito de poder, ou exigir que toda cobrança obrigatória de impostos seja descontinuada e que todas as nossas instituições legais e policiais, e acima de tudo as instituições militares, sejam abolidas.

Nesta primavera, em um exame das escrituras em uma escola para meninas em Moscou, primeiro a professora religiosa e depois o arcebispo, que também estava presente, questionaram as alunas sobre os Dez Mandamentos, especialmente o sexto. Depois que os mandamentos eram recitados corretamente, o arcebispo às vezes fazia a pergunta: "É proibido, pela lei de Deus, matar em todos os casos?". E as infelizes meninas, induzidas pelo instrutor, tiveram que responder e o fizeram: "Nem sempre, pois isso é permitido na guerra e nas execuções". Quando, no entanto, essa pergunta adicional habitual – se sempre é pecado matar – foi colocada a uma dessas criaturas desafortunadas (o que estou lhe dizendo não é uma anedota, mas de fato aconteceu e me foi dito por uma testemunha ocular), a garota corou e respondeu de maneira decidida e com emoção: "Sempre!". E apesar de todos os sofismas costumeiros do arcebispo, ela se manteve firme – que matar é proibido em todas as circunstâncias, mesmo no Antigo Testamento, e que Cristo não apenas nos proibiu de matar, mas, em geral, de fazer mal ao próximo. O arcebispo, apesar de toda a sua majestade e destreza verbal, foi silenciado, e a vitória permaneceu com a menina.

Sim, podemos escrever nos papéis sobre nosso progresso no domínio do ar, as complicadas relações diplomáticas, os vários clubes, as descobertas, todo tipo de alianças e as chamadas obras de arte, e podemos passar de leve sobre o que aquela garota disse. Entretanto, não podemos silenciá-la completamente, pois todo cristão sente o mesmo, por mais que o faça vagamente. Socialismo, comunismo, anarquismo, Exércitos da Salvação, o crescimento do crime, a libertação do trabalho, o luxo cada vez mais absurdo dos ricos e a crescente miséria dos pobres, e o número assustadoramente crescente de suicídios são todos indicadores dessa contradição interior que deve e será resolvida. E, é claro, deve ser resolvida de maneira que a lei do amor seja reconhecida e toda a confiança na força seja abandonada. Seu trabalho em Transvaal, que para nós parece estar nos confins da Terra, mesmo assim está no centro de nosso interesse e fornece a prova prática mais pesada, na qual o mundo agora pode compartilhar, e não apenas os cristãos, mas todos os povos podem participar.

Acredito que o agradará ouvir que aqui na Rússia um movimento semelhante está atraindo atenção rapidamente, e as recusas ao serviço militar aumentam ano após ano. Por menor que seja o número daqueles que renunciam a toda a resistência pela força e, conosco, o número de homens que recusam qualquer serviço militar – tanto um como o outro podem dizer: "Deus está conosco, e Ele é mais poderoso do que o homem".

Existe uma contradição óbvia que grita para o céu entre a crença na necessidade de exércitos com os preparativos para o abate em uma escala cada vez maior e uma confissão simultânea do cristianismo, mesmo um cristianismo deformado como é ensinado entre nós. Mais cedo ou mais tarde, mas provavelmente muito em breve, essa contradição deverá aparecer à luz do dia em sua completa nudez. Isso, no entanto, aniquilará a religião cristã, indispensável para a manutenção do Estado, ou varrerá os militares e todo o uso da força a ele associado, de que o Estado não precisa menos. Todos os governos estão cientes dessa contradição, tanto o seu britânico quanto o meu russo, e, portanto, seu reconhecimento será mais energicamente contestado por eles do que qualquer outra atividade inimiga do Estado, como experimentamos na Rússia e como mostram os artigos no seu jornal. Os governos sabem de que direção o maior perigo os ameaça e estão vigilantes, com olhar atento, não apenas para preservar seus interesses, mas para realmente lutar por sua própria existência.

Com minha perfeita estima,
Leon Tolstói

# O TARDIO LAMENTO PARA O SUBLIME TOLSTÓI

O EXCEPCIONAL TOLSTÓI ABANDONOU ESTE quadro corporal com a idade avançada de oitenta e dois anos. É mais verdadeiro dizer que "ele abandonou este quadro corporal" do que "ele morreu". Não pode haver morte para a alma de Tolstói. Seu nome sempre permanecerá imortal; somente seu corpo, que era pó, voltou ao pó.

Tolstói é conhecido no mundo inteiro, mas não como soldado, apesar de ter sido considerado um soldado experiente; não como um grande escritor, embora de fato ele goze de uma ilustre reputação como escritor; nem como nobre, embora possuísse imensa riqueza. Era como um homem bom que o mundo o conhecia. Na Índia, nós o descreveríamos como um maharishi[22] ou faquir[23]. Ele renunciou à sua riqueza e abandonou uma vida de conforto para abraçar a de um simples camponês. A grande virtude de Tolstói foi que ele mesmo colocou em prática o que pregava. Por consequência, milhares se apegaram fielmente a suas palavras e seus ensinamentos.

Acreditamos que o ensino de Tolstói ganhará uma apreciação crescente com o passar do tempo. Seu fundamento era a religião. Sendo cristão, ele acreditava que o cristianismo era a melhor das religiões. No entanto, não condenou nenhuma outra. Pelo contrário, ele disse que a verdade estava indubitavelmente presente em todas elas. Ao mesmo tempo, também apontou que padres, brâmanes e mulás egoístas haviam distorcido o ensino do cristianismo e de outras religiões e enganado o povo.

O que Tolstói acreditava com convicção especial era que, em essência, todas as crenças consideravam a força da alma superior à força bruta e ensinavam que o mal deveria ser recompensado com o bem, não com o mal. O mal é a negação da religião. A irreligião não pode ser curada pela irreligião, mas apenas pela religião. Não há espaço nas práticas religiosas para outra coisa senão compaixão. Um homem de religião não desejará mal nem ao inimigo. Portanto, se as pessoas sempre querem seguir o caminho da religião, devem fazer nada além do bem.

Em seus últimos dias, esse grande homem escreveu uma carta para mim em agradecimento às cópias do *Indian Opinion*, no qual expressei essas mesmas ideias. Ela está em russo; apresentamos nesta edição uma tradução para o guzerate, com base em uma tradução para o inglês. Vale a pena ler. O que Tolstói disse sobre o satyagraha[24] merece ser ponderado por todos. Segundo ele, a luta em Transvaal deixará sua marca no mundo, e todos têm muito a aprender com isso. Tolstói estende o encorajamento aos satyagrahis\* e assegura-lhes a justiça de Deus, se não a dos governantes. Estes últimos, sendo apaixonados por sua força, certamente não ficarão satisfeitos com o satyagraha. Apesar disso, os satyagrahis devem ter paciência e continuar lutando. Citando ainda mais o exemplo da Rússia, Tolstói declara que também ali, todos os dias, soldados dão as costas à profissão. Ele está convencido de que, embora esse movimento não tenha tido resultados tangíveis no presente, crescerá no final, e a Rússia estará livre.

Não é um incentivo pequeno para nós que tenhamos as bênçãos de um grande homem como Tolstói em nosso trabalho. Publicamos a fotografia dele na edição de hoje.

**Mohandas Karamchand Gandhi**
*Indian Opinion*, 26 de novembro de 1910

---

\* Os *satyagrahis* são os praticantes do *satyagraha*, a filosofia de Gandhi da resistência não violenta.

# Parte 3

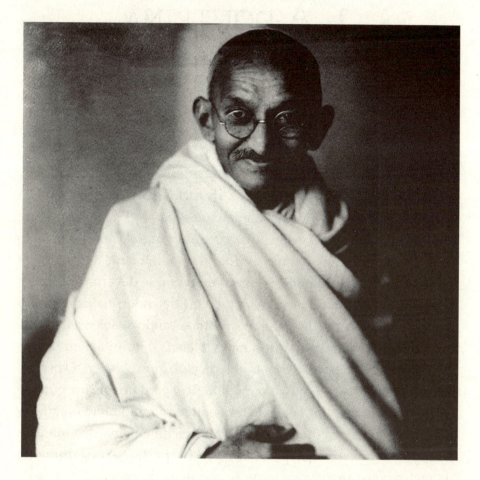

*Fotografia em estúdio de Mohandas K. Gandhi, Londres, 1931.*

# Minha Não Violência

– Mohandas Karamchand Gandhi

# 1. A DOUTRINA DA ESPADA

ACREDITO QUE, SE HOUVESSE APENAS UMA ESCOLHA entre a covardia e a violência, eu aconselharia a violência. Assim, quando meu filho mais velho me perguntou o que ele deveria ter feito se estivesse presente quando eu fui quase fatalmente agredido em 1908, se deveria ter fugido e me visto morto ou se deveria ter usado a força física que tinha e queria usar para me defender, eu lhe respondi que era seu dever me defender até mesmo usando a violência.

No entanto, acredito que a não violência é infinitamente superior à violência, o perdão é mais valoroso do que o castigo. O perdão adorna um soldado. Todavia, a moderação é perdão somente quando existe o poder de punir; ela não faz sentido quando pretende proceder de uma criatura indefesa. Um rato dificilmente perdoa um gato quando se deixa rasgar por ele. Aprecio, portanto, o sentimento daqueles que clamam pela punição condigna do general Dyer[25] e de sua classe. Eles os rasgariam em pedaços, se pudessem. Mas não acredito que a Índia esteja desamparada; não acredito que sou uma criatura indefesa. Quero apenas usar as minhas forças e as da Índia para um propósito melhor.

Não me deixe ser mal interpretado. A força não vem da capacidade física, ela vem de uma vontade indomável. Um zulu mediano é mais do que páreo para um britânico mediano em capacidade corporal. No entanto, ele foge de um garoto inglês, porque teme o revólver dele ou aqueles que o usarão contra ele. Ele tem medo da morte e é fraco, apesar de sua figura corpulenta. Nós, na Índia, em um instante podemos nos dar conta de que cem mil britânicos não precisam ameaçar trezentos milhões de seres humanos. Um perdão definitivo significaria, portanto, um reconhecimento definitivo de nossa força. Com o perdão esclarecido, deve surgir uma poderosa onda de força em nós, o que tornaria impossível para Dyer e Frank Johnson[26] amontoar afrontas na cabeça devota da Índia. Pouco importa para mim que, no momento, não consiga desenvolver meu argumento. Sentimo-nos deprimidos demais para não ficarmos vingativos e com raiva, mas não devo deixar de dizer que a Índia pode ganhar mais renunciando ao direito de punição. Temos um trabalho melhor para fazer, uma missão melhor para entregar ao mundo.

Não sou um visionário. Eu afirmo ser um idealista prático. A religião da não violência não se destina apenas aos rishis[27] e santos, também é destinada às pessoas comuns. A não violência é a lei da nossa espécie, assim como a violência é a lei do bruto, no qual o espírito jaz adormecido, pois ele não conhece outra lei senão a do poder físico. A dignidade do homem exige obediência a uma lei superior – a força do espírito.

É por isso que tenho arriscado colocar diante da Índia a antiga lei do autossacrifício. Para o satyagraha e suas ramificações, a não cooperação e a resistência civil não passam de novos nomes para a lei do sofrimento. Os rishis, que descobriram a lei da não violência no meio da violência, eram maiores gênios do que Newton. Eram maiores guerreiros do que Wellington[28]. Tendo eles mesmos conhecido o uso das armas, compreenderam sua inutilidade e ensinaram a um mundo cansado que sua salvação não estava na violência, mas na não violência.

A não violência em sua condição dinâmica significa sofrimento consciente. Não quer dizer submissão humilde à vontade do malfeitor, mas colocar toda a alma contra a vontade do tirano. Trabalhando sob essa lei do nosso ser, é possível que um único indivíduo desafie todo o poder de um império injusto para salvar sua honra, sua religião, sua alma, e estabelecer as bases para a queda ou a regeneração desse império.

E, portanto, não estou implorando para a Índia praticar a não violência porque ela é fraca. Quero que ela pratique a não violência consciente de sua força e poder. Nenhum treinamento em armas é necessário para percebermos sua força. Damos a impressão de que precisamos disso, porque parecemos acreditar que somos apenas um pedaço de carne. Quero que a Índia reconheça que tem uma alma que não pode perecer, e que pode se elevar triunfante acima de toda a fraqueza física e desafiar a união física de um mundo inteiro. Qual é o significado de Rama[29], um mero ser humano, com seu reino de macacos, se colocando contra a força insolente de Ravana[30] com suas dez cabeças, cercado em suposta segurança pelas águas furiosas de todos os lados do Sri Lanka? Isso não significa a conquista do poder físico pela força espiritual? No entanto, sendo um homem prático, não espero antes que a Índia reconheça a praticabilidade da vida espiritual no mundo político. A Índia se considera impotente e paralisada diante das metralhadoras, dos tanques e dos aviões ingleses, e puxa sua não cooperação da sua fraqueza. Ela ainda deve servir ao mesmo propósito, a saber, trazer sua libertação do peso esmagador da injustiça britânica, se um número suficiente de pessoas a praticar.

Se a Índia adotar a doutrina da espada, poderá obter uma vitória momentânea. Então deixará de ser o orgulho do meu coração. Sou casado com a Índia porque devo tudo a ela. Tenho absoluta certeza de que ela tem uma missão para o mundo e que não deve copiar a Europa cegamente. A aceitação na Índia da doutrina da espada será a hora da minha provação. Espero que eu não seja insuficiente. Minha religião não tem limites geográficos. Se eu tiver uma fé viva, isso transcenderá meu amor pela própria Índia. Minha vida é dedicada ao serviço do meu país através da religião da não violência, que acredito ser a raiz do hinduísmo.

---

**Young India**[31], 11 de agosto de 1920

# 2. Nossos vizinhos

NÃO FAZ PARTE DO DEVER DE UM NÃO COOPERADOR não violento ajudar o governo contra a guerra que os outros fizeram. Um não colaborador não violento não pode incentivar ou auxiliar essa guerra de maneira secreta ou até mesmo aberta. Ele não pode participar direta ou indiretamente. E não faz parte de seu dever ajudar o governo a acabar com a guerra; pelo contrário, sua oração seria, como deve ser, pela derrota de um poder que ele procura destruir. Por isso, no que concerne a meu credo de não violência, posso contemplar uma invasão afegã com perfeita equanimidade, e igualmente no que diz respeito à segurança da Índia. Os afegãos não brigam com nosso país. Eles são pessoas tementes a Deus. Eu advirto os não cooperadores contra julgar os afegãos pelos poucos espécimes selvagens que vemos em Bombaim ou Calcutá.

**Young India, 18 de maio de 1921**

# 3. Os amigos da fronteira

SE TIVÉSSEMOS O COMANDO DA FRONTEIRA, SEI O que teríamos feito. Sem dúvida, teríamos morrido na tentativa de defender a população desarmada do distrito. Teríamos, se necessário, armado a população para autodefesa. Porém, iríamos além disso, teríamos conquistado os homens da tribo e os transformado de bandos saqueadores em vizinhos confiáveis.

Eu sei que o processo de melhorias dos membros da tribo é lento e tedioso. Ele proporciona pouco conforto àqueles que são privados de seus bens ou de seus entes queridos.

Não consigo imaginar maior humilhação para um homem que se preze do que ser dependente, para a segurança de si mesmo ou de sua família, daqueles de quem ele pensa ser vítima. Eu preferiria a destruição total, de mim e de tudo, a adquirir segurança ao custo de minha masculinidade. Esse sentimento de desamparo em nós realmente surgiu da nossa deliberada rejeição a Deus dos nossos assuntos comuns. Nós nos tornamos ateus para todos os fins práticos, e, portanto, acreditamos que, a longo prazo, devemos confiar na força física para nossa proteção. Diante do perigo físico, lançamos toda a nossa filosofia aos ventos. Nossa vida diária é uma negação de Deus. Se então tivéssemos apenas um pouco de confiança em Deus, em outras palavras, nós mesmos não encontraríamos dificuldades com os homens da tribo. Somente nesse caso teremos que, às vezes, estar preparados para entregar nossas posses e, sob certas circunstâncias, nossas vidas, em vez de nossa honra. Devemos nos recusar a acreditar que nossos vizinhos são selvagens incapazes de responder aos homens mais refinados.

Assim, de forma consistente com nossa dignidade, existem apenas dois caminhos a nosso alcance: estar preparados, na medida em que desejamos nos defender, mesmo de maneira fraca, contra roubos e saques, ou acreditar na capacidade de nossos vizinhos de responder ao mais nobre instinto humano e tentar melhorar os homens da tribo. Percebo que os dois processos andam de mãos dadas. Devemos evitar o terceiro a qualquer custo, isto é, a confiança na bala britânica para nos proteger de danos. Esse é o caminho mais seguro para o suicídio nacional.

**Young India, 25 de maio de 1921**

# 4. Soldados

TODO SOLDADO PODE FACILMENTE SE TORNAR UM tecelão e um cardador. Cardar exige a força de braço que todo soldado deve ter, e um cardador em Bombaim ganha algo entre duas a três rupias por dia. Muitos tecelões de Punjab trocaram o tear manual pela espada dos mercenários. Recuso-me a honrar a profissão do sipaio[32] quando ele não tem escolha quanto ao tempo ou às pessoas contra as quais é chamado a usar a espada. Os serviços do sipaio têm sido mais utilizados para escravizar do que para proteger, enquanto o tecelão hoje pode realmente se tornar o libertador de seu país e, portanto, um verdadeiro soldado.

No swaraj[33], no entanto, os soldados não serão mercenários, mas formarão a milícia nacional apenas para fins defensivos e de proteção. Eles terão voz na moldagem dos assuntos da nação, e certamente nunca serão enviados para acabar com turcos ou árabes inofensivos no Ocidente, ou chineses e birmaneses igualmente inofensivos no Oriente.

Young India, 27 de outubro de 1921

# 5. Meu caminho

ESTOU CONSCIENTE DO FATO DE QUE A VERDADE que defendo ainda não foi aceita por completo pelo meu país. Ela ainda não foi totalmente reivindicada. Meu trabalho na Índia ainda está em fase experimental. Em tais circunstâncias, qualquer empreendimento estrangeiro de minha parte seria sem dúvida prematuro. Eu ficaria decididamente satisfeito se o experimento se comprovasse bem-sucedido na Índia.

Meu caminho é claro. Qualquer tentativa de me usar para fins violentos estará fadada ao fracasso. Eu não tenho métodos secretos. Não conheço diplomacia, exceto a da Verdade. Não tenho arma, a não ser a não violência. Posso inconscientemente ser desviado por um tempo, mas não o tempo todo. Tenho, portanto, limitações bem definidas, dentro das quais sozinho posso ser usado. Até agora, tentativas foram feitas mais de uma vez para me usar ilegalmente. Até onde sei, todas elas falharam.

Ainda sou ignorante quanto ao que exatamente é o bolchevismo[34], pois não pude estudá-lo. Não sei se é para o bem da Rússia a longo prazo. Contudo, sei que, na medida em que se baseia na violência e na negação de Deus, isso me repele. Não acredito em atalhos violentos para o sucesso. Os amigos bolcheviques que estão prestando atenção a mim devem perceber que por mais que eu simpatize e admire os motivos dignos, sou um oponente inflexível dos métodos violentos, mesmo se for para servir às causas mais nobres. Por consequência, não há realmente nenhuma ligação entre mim e a escola de violência; porém, meu credo de não violência não apenas não me impede como me obriga até mesmo a me associar a anarquistas e a todos aqueles que acreditam em violência. Todavia, essa associação é sempre com o único objetivo de afastá-los do que me parece ser o erro deles, pois a experiência me convence de que o bem permanente nunca pode ser o resultado da mentira e da violência. Mesmo que minha crença seja uma ilusão agradável, será admitido que é uma ilusão fascinante.

**Young India, 11 de dezembro de 1924**

# 6. E O OCIDENTE?

## UM AMIGO EUROPEU ESCREVEU:

O que pode ser feito, o que o senhor sugere que poderia ser tentado em favor dos milhões de famintos do Ocidente? Por milhões de famintos quero dizer as populações de proletariado europeu e americano que estão sendo levadas ao abismo, que vivem uma vida que não é digna do nome, cheia de privações diretas, que não podem alimentar nenhum sonho de alívio futuro por qualquer forma de swaraj, que talvez estejam mais desesperados do que os milhões da Índia, porque a fé em Deus e o consolo da religião os deixou para serem substituídos por nada além de ódio.

As mãos de ferro que pressionam a nação indiana também estão em ação. O sistema diabólico está em funcionamento em cada um desses países independentes; a política não conta, visto que há uma estreita solidariedade com a ganância. O vício está devastando esses grupos que naturalmente tentam escapar do inferno de suas vidas a qualquer custo, com o risco de torná-las um inferno ainda maior, e que não têm mais a esperança religiosa, como o cristianismo, que por séculos tomou partido dos poderosos e dos gananciosos e perdeu todo o crédito.

É claro que espero que o Mahatma responda que o único caminho para a salvação dessas pessoas, se ainda há algum e se todo o mundo ocidental ainda não estiver condenado, reside na aplicação de uma resistência disciplinada e não violenta, realizada em grande escala. Mas não existem tradições de ahimsa[35] no solo e na mente dos europeus. Até a disseminação da doutrina encontraria enormes dificuldades quanto à sua correta compreensão e aplicação!

O problema subjacente à questão colocada de modo tão sincero pelo amigo está fora da minha órbita. Por isso, tento uma resposta meramente no reconhecimento cortês da amizade entre mim e o interlocutor. Confesso que nenhum valor é atribuído a minha resposta, exceto o que atribuímos a todos os argumentos considerados. Não conheço nem o diagnóstico da doença europeia nem o remédio no mesmo sentido que afirmo conhecer ambos no caso da Índia. No entanto, sinto que, fundamentalmente, a doença é a mesma na Europa e na Índia, apesar de na Europa o povo gozar de autogoverno político. Nenhuma mera transferência de poder político na Índia satisfará minha ambição, embora eu acredite que ela seja uma necessidade indispensável para a vida nacional indiana. Os povos da Europa, sem dúvida, possuem poder político, mas nenhum swaraj. As raças asiáticas e africanas são exploradas em benefício parcial e, por sua vez, estão sendo exploradas pela classe dominante ou casta sob o nome sagrado da democracia. Na raiz, portanto, a doença parece ser a mesma da Índia. Por consequência, é provável que o mesmo remédio seja aplicável. Despojada de toda a camuflagem, a exploração das populações da Europa é sustentada pela violência.

A violência por parte das nações nunca removerá a doença. De qualquer forma, a experiência até agora mostra que o seu sucesso teve vida curta. Isso levou a uma violência ainda maior. O que foi tentado tem sido uma variedade de violências e verificações artificiais dependentes sobretudo da vontade dos violentos. No momento crucial, essas verificações se desintegraram naturalmente. Assim, parece-me que mais cedo ou mais tarde as populações europeias terão que se virar para a não violência, se quiserem encontrar sua libertação. Que não há esperança de que elas aceitem isso de maneira total e ao mesmo tempo em suas sociedades não me surpreende. Alguns milhares de anos são apenas uma mancha no vasto círculo temporal. Alguém tem que começar com uma fé que não vacilará. Não duvido de que os povos, mesmo da Europa, respondam: "Mas o que é mais emergente no ponto do tempo não é tanto um experimento amplo sobre a não violência, e sim uma compreensão precisa do significado da libertação".

Do que essas pessoas serão libertas? Não é necessário ter uma ideia geral para responder: "Da exploração e degradação". A resposta não é que eles querem ocupar o status que o capital possui hoje? Nesse caso, ele só pode ser atingido pela violência. Mas se eles querem evitar os males do capital, em outras palavras, se revisarem esse ponto de vista, então se esforçariam por obter uma distribuição justa dos produtos do trabalho. Isso imediatamente nos leva à satisfação e à simplicidade adotadas de maneira voluntária. Sob a nova perspectiva, a multiplicidade de desejos materiais não será o objetivo da vida; antes o objetivo será sua restrição de forma compatível com o conforto. Pararemos de pensar em conseguir o que pudermos e recusaremos receber o que nem todos conseguem. Ocorre-me que não deve ser difícil fazer um apelo bem-sucedido aos povos da Europa em termos econômicos, e um trabalho razoavelmente triunfante de tal experimento deve levar a resultados espirituais imensos e inconscientes. Não acredito que a lei espiritual funcione em um campo próprio; pelo contrário, ela só se expressa através das atividades comuns da vida. Assim, ela afeta os campos econômico, social e político. Se as populações da Europa puderem ser persuadidas a adotar o ponto de vista que sugeri, constatar-se-á que a violência será totalmente desnecessária para atingir o objetivo e que elas podem facilmente se estabelecer seguindo os óbvios corolários da não violência. Pode até ser que o que me pareça tão natural e viável para a Índia possa levar mais tempo para permear os povos indianos inertes do que os europeus ativos. Todavia, devo reiterar minha confissão de que todo meu argumento é baseado em suposições e presunções e, portanto, deve ser tomado pelo que vale.

**Young India, 3 de setembro de 1925**

# 7. Aos amigos da América

PARA MIM, É UM PRIVILÉGIO DESFRUTAR DA amizade de tantos amigos americanos e europeus desconhecidos. Agrada-me notar que o círculo está em constante ampliação, talvez de maneira mais especial na América. Tive o prazer de receber um convite caloroso há cerca de um ano para visitar esse continente. O mesmo convite já foi repetido com força redobrada e com a oferta de pagarem por todas as despesas. Não pude, naquele momento, responder afirmativamente ao gentil convite, como não posso agora. Aceitá-lo é uma tarefa bastante fácil, mas devo resistir à tentação, pois sinto que não posso apelar de maneira eficaz às pessoas daquele grande continente, a menos que convença os intelectuais da Índia de minha posição.

Não tenho nenhuma dúvida sobre a verdade de minha posição fundamental, mas sei que sou incapaz de carregar comigo a maior parte da Índia instruída. Por consequência, não posso obter dos americanos e europeus ajuda efetiva para meu país enquanto eu permanecer isolado da Índia instruída. Eu realmente quero pensar em termos do mundo inteiro. Meu patriotismo inclui o bem da humanidade em geral. Portanto, meu serviço da Índia inclui o serviço da humanidade. Todavia, sinto que eu sairia da minha esfera de ação se a deixasse para obter ajuda do Ocidente. Por enquanto, devo estar satisfeito com o auxílio que posso obter dali, falando com ela em minha pequena plataforma indiana. Se vou à América ou à Europa, devo ir na minha força, não na minha fraqueza, que sinto hoje – melhor dizendo, a fraqueza de meu país, pois todo o esquema de libertação da Índia se baseia no desenvolvimento da força interna. É um plano de autopurificação. Por esse motivo, os povos do Ocidente podem ajudar melhor o movimento indiano separando especialistas para estudar sua essência. Que os especialistas venham à Índia com a mente aberta e com um espírito de humildade, como convém a quem busca a Verdade. Então talvez eles vejam a realidade em vez de uma edição glorificada que, apesar de todo meu desejo de ser absolutamente verdadeira, é provável que eu apresente se for para a América. Acredito mais no poder do pensamento do que no poder da palavra, escrita ou falada. E se o movimento que procuro representar tem em si vitalidade e a bênção divina, ele se espalhará pelo mundo inteiro sem a minha presença física em suas diferentes partes. De qualquer forma, no momento presente, não vejo luz diante de mim. Devo trabalhar com paciência na Índia até encontrar o caminho para sair da sua fronteira.

Depois de insistir no convite, o amigo americano coloca uma série de perguntas para minha consideração:

*Os interesses atuais da humanidade, em todos os lugares, estão tão inextricavelmente entrelaçados que nenhum país como a Índia pode se distanciar de seus relacionamentos atuais com os outros?*

Acredito, assim como o escritor, que nenhum país pode permanecer isolado por nenhum período de tempo. O plano atual para garantir o swaraj é alcançar não uma posição de isolamento, mas de autorrealização plena e autoexpressão para o benefício de todos. A atual posição de escravidão e desamparo prejudica não apenas a Índia ou a Inglaterra, mas o mundo inteiro.

*A sua mensagem e o seu método não são essencialmente um evangelho mundial – que encontrará seu poder nas almas receptivas, aqui e ali, em muitos países, e, gradualmente, reconstruirão o mundo?*

Se posso dizer isso sem arrogância e com a devida humildade, minha mensagem e meus métodos são, de fato, essenciais para todo o mundo, e me dá grande satisfação saber que ele já recebeu uma resposta maravilhosa nos corações de um grande número de homens e mulheres do Ocidente que cresce diariamente.

*Se o senhor demonstrar sua mensagem apenas na linguagem oriental e em termos de emergências indianas, não haverá perigo grave de que as coisas não essenciais sejam confundidas com as fundamentais, que algumas características que correspondem apenas a situações extremas na Índia sejam erroneamente entendidas como vitais no sentido universal?*

Estou atento ao perigo apontado pelo escritor, mas parece ser inevitável. Encontro-me na posição de um cientista que está no meio de um experimento muito incompleto e que, portanto, é incapaz de prever grandes resultados e corolários maiores em uma linguagem capaz de ser entendida. Por isso, na fase experimental, devo correr o risco de o experimento ser mal compreendido, como tem sido e provavelmente continua sendo em muitos lugares.

*O senhor não deveria vir ao encontro dos americanos (que apesar de todas as suas falhas talvez sejam, potencialmente, o mais espiritual de todos os povos) e dizer ao mundo o que sua mensagem significa em termos de civilização ocidental e oriental?*

As pessoas em geral entenderão minha mensagem através de seus resultados. Por consequência, o modo mais curto de torná-la efetivamente pública é deixá-la falar por si, pelo menos por enquanto.

*Por exemplo, os seguidores de sua inspiração no Ocidente devem pregar e praticar a roda de fiar?*

Certamente não é necessário que o povo ocidental pregue e pratique a roda de fiar, a menos que o faça por simpatia ou disciplina, ou com o objetivo de aplicar sua incomparável faculdade inventiva para torná-la um instrumento melhor, mantendo sua característica essencial como uma indústria caseira. Mas a mensagem da roda de fiar é muito mais ampla do que sua circunferência. Sua mensagem é de simplicidade, serviço da humanidade, viver para não ferir os outros, criar um vínculo indissolúvel entre ricos e pobres, o capital e o trabalho, o príncipe e o camponês. Essa mensagem maior, naturalmente, é para todos.

*Sua condenação de ferrovias, médicos, hospitais e outras características da civilização moderna é essencial e inalterável? Não devemos primeiro tentar desenvolver um espírito grande o suficiente para espiritualizar o maquinário e os poderes organizados, científicos e produtivos da vida moderna?*

Minha condenação a essas coisas, embora seja verdadeira por si só, tem pouca ou nenhuma relação com o movimento atual que não desconsidera nenhuma das instituições mencionadas pelo escritor. No presente movimento, não estou atacando ferrovias nem hospitais; mas em um estado ideal, eles me parecem ter pouco ou nenhum lugar. O movimento atual é apenas a tentativa que o escritor deseja. No entanto, não é uma tentativa de espiritualizar a maquinaria – porque isso me parece uma tarefa impossível –, mas de introduzir, se for possível, um humano, ou espírito humano, entre os homens por trás da maquinaria. A organização de máquinas com o objetivo de concentrar riqueza e poder nas mãos de poucos e para a exploração de muitos, eu considero estar completamente errado. Grande parte da organização de máquinas da era atual é desse tipo. O movimento da roda de fiar é uma tentativa organizada de deslocar máquinas desse estado de exclusividade e exploração e colocá-las em seu estado adequado. Por consequência, de acordo com o meu esquema, os homens encarregados das máquinas não pensarão em si mesmos, e nem na nação à qual pertencem, mas em toda a raça humana. Assim, os homens de Lancashire deixarão de usar suas máquinas para explorar a Índia e outros países; pelo contrário, eles criarão meios de permitir que a Índia converta seu algodão em tecido em suas próprias aldeias. Nem os americanos, de acordo com meu plano, procurarão enriquecer explorando as outras raças da Terra através de sua habilidade inventiva.

*Não é possível, em condições tão favoráveis quanto as americanas, esclarecer e avançar a evolução da melhor consciência humana para tal propósito, poder, coragem e beneficência que libertará as almas dos milhões da Índia e de todos os homens em todos os lugares?*

Sem dúvida é possível. De fato, espero que os Estados Unidos busquem a evolução da melhor consciência humana; mas talvez ainda não seja este o momento. Provavelmente não será antes de a Índia encontrar sua própria alma. Nada me agradará mais do que encontrar a América e a Europa tornando o difícil caminho da Índia o mais fácil possível. Eles podem fazer isso retirando as tentações do caminho dela e encorajando-a em sua tentativa de reviver suas indústrias antigas em suas próprias aldeias.

*Em minha opinião, pessoas como eu, em todos os países, são gratas ao senhor e estão ansiosas para segui-lo por duas razões:*

*Primeira: porque a próxima e básica necessidade em todo o mundo é de uma nova consciência espiritual, uma realização, na mente e no sentimento das pessoas comuns, da igual divindade de todos os seres humanos, e da unidade e fraternidade de todos.*

*Segunda: porque o senhor, mais do que qualquer outro cidadão amplamente conhecido, tem essa consciência, juntamente com o poder de despertá-la nos outros.*

*O senhor concorda?*

Só posso esperar que a estimativa do escritor seja verdadeira.

*É uma necessidade mundial, não é? Para a qual o senhor tem a melhor resposta que Deus concedeu ao homem. Como sua missão pode ser cumprida somente na Índia? Se meu braço, ou minha perna, poderia ser vitalizado em uma extensão muito além da harmonia de meu corpo, isso causaria bem permanente a minha saúde geral, ou até mesmo a um membro favorecido?*

Estou plenamente ciente de que minha missão não pode ser cumprida apenas na Índia, mas espero que eu seja humilde o suficiente para reconhecer minhas limitações e ver que devo, por enquanto, permanecer em minha plataforma indiana restrita até conhecer o resultado do experimento da própria Índia. Como já respondi, gostaria de ver a Índia livre e forte, para que ela se ofereça como sacrifício voluntário e puro pela melhoria do mundo. O indivíduo, sendo puro, sacrifica-se pela família, a família pela vila, a vila pelo distrito, o distrito pela província, a província pela nação, a nação por todos.

*Posso sugerir, com profunda reverência por sua mensagem, que possivelmente sua própria visão e inspiração se beneficiariam ao ajustar o mundo, em vez de apenas ou principalmente a Índia?*

Reconheço a força considerável de sua afirmação. Não é completamente impossível que uma visita ao Ocidente não me dê uma perspectiva mais ampla pois me esforcei para mostrar que é a mais ampla possível, mas pode me permitir descobrir novos métodos para realizar a perspectiva. Se essa for minha necessidade, Deus abrirá o caminho para mim.

*A forma política do governo, na Índia ou em qualquer outro lugar, é tão importante quanto a força da alma do indivíduo comum, sua expressão corajosa da melhor inspiração que ele pode derivar do espírito divino dentro e ao redor dele?*

A força da alma do indivíduo médio é sempre a coisa mais importante. A forma política é apenas uma expressão concreta disso. Não concebo a força da alma do indivíduo médio como distinta e existindo à parte da forma política de governo. Por isso, acredito que, no final das contas, um povo tem o governo que merece. Em outras palavras, o autogoverno só pode vir através do esforço próprio.

*Não é necessidade básica, em todos os lugares, clarificar e desenvolver essa força da alma nos indivíduos começando, possivelmente, com poucas pessoas e se espalhando como um contágio divino para muitos?*

De fato, é.

*O senhor ensina, com razão, que o desenvolvimento fiel dessa força da alma na Índia garantirá a liberdade do país. Isso não moldará todas as instituições políticas, econômicas e internacionais, incluindo as questões de paz ou guerra, em todos os lugares? Essas formas de civilização humana podem ser radicalmente superiores na Índia em relação ao resto do mundo. E quando toda a humanidade é vizinha?*

Eu já respondi a essa pergunta nos parágrafos anteriores. Afirmei antes, nestas páginas, que a liberdade da Índia deve revolucionar as perspectivas do mundo sobre paz e guerra. Sua impotência afeta toda a humanidade.

*O senhor sabe, melhor do que eu ou qualquer um, como todas essas perguntas devem ser respondidas. Busco acima de tudo expressar minha fé ardente em seu evangelho, meu desejo faminto por sua liderança na solução dos problemas urgentes da América e de toda a humanidade. Portanto, o senhor se lembrará graciosamente de que, se (ou quando) chegar o momento em que o progresso da Índia nas direções que o senhor esboçou de maneira tão inspiradora parecer pausar, esperando o mundo ocidental aparecer ao lado dela, então nós, do Ocidente, permaneceremos pedindo que o senhor nos dê alguns meses de seu tempo e de sua presença pessoal. Meu próprio sentimento é que, se o senhor nos chamar e nos instruir, nós (seus incontáveis seguidores espalhados obscuramente por toda a Terra) uniremos nossas vidas à sua, na descoberta e realização de uma nova e nobre Comunidade Mundial do Espírito, em que os sonhos milenares do homem da irmandade, democracia, paz e progresso da alma caracterizarão a vida cotidiana das pessoas comuns na Índia, Inglaterra, América e em todos os lugares.*

Eu gostaria de ter confiança em minha liderança na plataforma mundial. Não tenho falsa modéstia sobre mim. Se eu sentisse o chamado em meu íntimo, não esperaria nem um segundo, mas responderia imediatamente a um convite tão cordial como esse. Contudo, com minhas limitações, das quais sou dolorosamente consciente, sinto de alguma maneira que meu experimento deve ser restrito a um fragmento. O que pode ser verdade no fragmento provavelmente será no todo. É fato que o progresso da Índia na direção que desejo parece ter chegado a uma pausa; mas acho que só parece ser assim. A pequena semente que foi plantada em 1920 não pereceu. Creio que está criando raízes profundas e logo sairá como uma árvore imponente. Todavia, se estou trabalhando sob uma ilusão, temo que nenhum estímulo artificial que minha visita à América possa trazer temporariamente possa reanimá-la. Estou ansiando pela assistência de todo o mundo. Eu vejo isso chegando. O convite urgente é um dos muitos sinais, mas sei que teremos que merecê-lo antes que caia sobre nós como uma forte inundação, uma inundação que limpa e revigora.

**Young India, 17 de setembro de 1925**

# 8. Treinamento militar obrigatório

## UM FORMADO DE ALLAHABAD ESCREVEU:

Sou graduado registrado na Universidade de Allahabad. Tenho o direito de votar em um candidato que busca eleições para o Tribunal da Universidade de Allahabad.
Houve exceção à minha oposição em tornar obrigatório o treinamento militar nas universidades. Sobre esse ponto, busco sua opinião nas colunas do Young India. Meu ponto de vista é o seguinte: admito que, sob um governo de swaraj, nossos rapazes seriam obrigados a seguir o exército como carreira e teríamos que incentivar esse espírito. Mas, sob um governo estrangeiro, sinto que não há absolutamente nenhuma segurança de que esse corpo universitário não seja usado contra a nação indiana, como o exército indiano foi usado no passado. Além disso, se nossos rapazes fossem obrigados a fazer treinamento militar, isso não estaria acrescentando outro elo à cadeia da escravidão moral? Isso não entra em conflito com o ideal de uma universidade, onde pelo menos podemos esperar uma livre atmosfera de crescimento? Isso não colocaria nossos ideais em um molde militarista? Minhas informações sobre as universidades estrangeiras são limitadas, mas, pelo que pude assimilar,

entendo que não há essa obrigatoriedade nem mesmo em instituições de países livres como a Inglaterra e os Estados Unidos. Mesmo se ignorarmos as considerações políticas, não devemos permitir ao indivíduo que preserve sua liberdade de consciência, pela qual tantos britânicos foram presos durante a guerra? Nenhum deles tinha medo de morrer.
Essas são considerações que merecem atenção total. Por outro lado, eu ficaria feliz em apoiar o treinamento físico obrigatório, de fato, eu advogo por isso. Sinto que, se for obrigatório, todos os requisitos de uma universidade serão atendidos.
Não devemos fechar as portas do centro de ensino contra aqueles que têm opiniões diferentes sobre a vida ou a política. Já existem muitos impedimentos nessas instituições.

Como pacifista através da religião, eu apoio sinceramente tudo o que meu correspondente diz sobre treinamento militar obrigatório nas universidades. O argumento parece ser sólido até mesmo do ponto de vista utilitarista e nacionalista. Não apenas não pode haver segurança contra o uso de pessoas das universidades para fins antagônicos ao interesse nacional, como também, embora o governo mantenha seu caráter antinacional, há toda a probabilidade de que elas venham a ser usadas contra o país nas devidas ocasiões. Por exemplo, o que poderia impedir que outro Dyer no futuro usasse esses universitários para encenar mais um Jalianwalla Bagh[36]? Os próprios jovens não podem oferecer seus serviços para uma expedição contra os chineses inocentes ou os tibetanos igualmente inocentes quando sua sujeição é sentida necessária no interesse dos imperadores? Alguns jovens voluntários que serviram durante a guerra justificaram suas ações dizendo que com isso eles ganharam experiência na arte da guerra – exatamente o motivo que consciente ou inconscientemente levou alguns às expedições das fronteiras. Quem governa impérios com sucesso possui um conhecimento instintivo da natureza humana. Isso não é deliberadamente ruim ou perverso – na verdade, funciona de maneira excelente sob um impulso elevado. E milhares de jovens que, antes de se juntarem a qualquer exército, devem prestar juramento de fidelidade e, em várias ocasiões, saudar a Union Jack[37], naturalmente querem dar uma boa descrição de sua lealdade e abater de bom grado seus semelhantes ao receber ordens de seus superiores para abrir fogo. Portanto, ao passo que, mesmo completamente crente em ahimsa, eu possa entender e apreciar o treinamento militar para aqueles que acreditam na necessidade do uso de armas em determinadas ocasiões, sou incapaz de advogar a favor do treinamento militar da juventude do país sob o governo enquanto ele permanecer totalmente irresponsivo às necessidades do povo; e eu deveria ser contra o treinamento militar obrigatório em todos os casos, até mesmo com um governo nacional. Aqueles que não desejam fazê-lo, não devem ser impedidos de ingressar em universidades públicas. A cultura física está baseada em algo totalmente diferente. Ela pode e deve fazer parte de qualquer esquema educacional sólido, assim como muitos outros assuntos.

**Young India, 24 de setembro de 1925**

# 9. Da Europa

QUANDO PENSO EM MINHA PEQUENEZ E MINHAS limitações, por um lado, e nas expectativas levantadas sobre mim, por outro, fico atordoado por um momento; mas volto a mim assim que percebo que essas expectativas não são um tributo para mim, uma curiosa mistura do Médico e o Monstro, mas para a encarnação em mim, ainda que imperfeita, mas comparativamente grandiosa, das duas qualidades inestimáveis da verdade e da não violência. Portanto, não devo me esquivar da responsabilidade de dar o máximo de ajuda possível aos companheiros que buscam a Verdade do Ocidente.

Eu já lidei com uma carta da América. E tenho diante de mim uma da Alemanha. É uma missiva bem fundamentada, que permaneceu comigo por quase um mês. A princípio, pensei em enviar uma resposta particular e publicá-la na Alemanha, se assim o correspondente desejasse, mas, depois de relê-la, cheguei à conclusão de que devo lidar com ela nesta coluna. Portanto, aqui a apresento, na íntegra:

> Assim como a Índia, o mundo todo ouviu sua mensagem de satyagraha e Swadeshi[38]. Um grande número de jovens na Europa acredita em sua doutrina, na qual eles veem uma nova atitude em relação às questões políticas postas em ação, com as quais até agora apenas sonhavam; mas mesmo entre os jovens que estão convencidos da verdade de sua mensagem, há muitos

que discordam de alguns detalhes de suas demandas aos homens porque lhes parecem errados. É em nome deles que lhe escrevo. Em resposta a uma pergunta, o senhor declarou em 21 de março de 1921 que o satyagraha exige não violência absoluta, e que mesmo uma mulher que corre o risco de ser violada não deve se defender com violência. Por outro lado, sabe-se que o senhor recomendou a punição do general Dyer pelo governo britânico, o que mostra que o senhor vê a necessidade de lei garantida por meio da violência. A partir disso, posso concluir que o senhor não se opõe à pena de morte e, portanto, não condena a matança em geral. O valor que o senhor dá à vida é tão baixo que permite que milhares de indianos a percam no satyagraha; e, sem dúvida, o senhor sabe que a menor interferência na vida dos homens – o encarceramento – baseia-se sobretudo no mesmo princípio que a morte mais forte – o assassinato –, pois, em cada caso, os homens são motivados por uma força externa a divergir de seus dharmas[39]. Um homem que pensa logicamente sabe que esse é o mesmo princípio que causa sua prisão por alguns dias ou sua execução, e que a diferença está apenas no tamanho, e não no tipo de interferência. Ele sabe, também, que um homem que representa punição em geral não deve recuar de matar.

O senhor vê na não cooperação não apenas um ideal, mas também uma maneira de liberdade rápida e segura para a Índia, uma maneira possível somente quando toda uma população tiver que se revoltar contra um governo que tem a força das armas. Todavia, quando um Estado inteiro deseja obter seus direitos de outro Estado, o princípio da não cooperação é impotente, pois esse outro pode fazer com que vários outros Estados formem uma aliança com ele, mesmo quando alguns permanecem neutros. Somente quando existir uma verdadeira Liga das Nações, à qual todo Estado pertença, é que a não cooperação poderá se tornar uma potência real, pois nenhum Estado poderá se dar ao luxo de se isolar de todos os outros. É por isso que lutamos pela Liga das Nações; mas essa também é a razão pela qual tentamos manter uma força policial forte, para que revoltas e desordens internas não tornem impossível toda a política externa. É por esse motivo que entendemos que outros governos estão fazendo o que nos proibiram de fazer, armando a si mesmos para o caso de ataque de seus inimigos. Por enquanto, eles são obrigados a fazê-lo, e realmente devemos fazer o mesmo se não quisermos ser continuamente violados. Esperamos que o senhor entenda nosso ponto. Em caso afirmativo, seríamos muito gratos se o senhor o disser em resposta a esta carta, ou será necessário que a juventude da Europa aprenda sua verdadeira atitude em relação a essas questões. Mas, por favor, não pense que queremos que o senhor renuncie a algo que é um dos principais pontos de seu credo: o satyagraha.

No entanto, não vemos o satyagraha como uma não violência absoluta que nunca foi realmente realizada em lugar algum, nem mesmo pelo senhor ou pelo próprio Cristo, que expulsou os mercadores do templo. Para nós, o satyagraha é a disposição sem reservas de irmandade e sacrifício que o senhor está nos mostrando tão esplendidamente com o povo indiano; e esperamos crescer no mesmo estado de espírito, uma vez que foi entendido que um sistema pode ser perverso, mas nunca uma classe inteira ou um povo inteiro (o senhor escreveu sobre isso em 13 de julho de 1921), e esse deve sentir pena, mas não ódio, dos cegos defensores da maldade. Aqueles que entendem isso estão dando os primeiros passos no novo caminho para a fraternidade entre todos os homens; e esse caminho levará ao objetivo, à vitória da verdade, ao satyagraha.

Pedimos que, em sua resposta, não apenas nos aconselhe a lutar por nosso país da maneira que julgamos correta, mas gostaríamos muito de saber o que acha que é certo, especialmente como o senhor justifica toda uma não violência que consideramos como uma resignação a toda luta real contra a iniquidade e, por essa razão, perversa em si mesma – como chamaríamos de perverso um policial que deixou um criminoso escapar impune.

Nossa convicção é de que devemos seguir nosso próprio dharma primeiro e, antes de tudo, devemos viver a vida projetada para nós por Deus, mas que o direito e o dever nos são dados para interferir na vida de nossos semelhantes quando eles nos pedem ou quando vemos em tal interferência uma maneira de combater um mal ameaçador para todo o mundo. De outro modo, acreditamos que não há razão em interferir, pois somente Deus pode ver através da alma dos homens e determinar o caminho certo para eles; e acreditamos que não há maior sacrilégio a ser encontrado do que assumir o lugar Dele – do qual acreditamos que o povo inglês é culpado, pois eles pensam ter a missão de interferir nos povos do mundo inteiro.

Por esse motivo, não entendemos como o senhor pode recomendar às pessoas casadas que se neguem ao parceiro sem acordo mútuo, pois tal interferência nos direitos conferidos pelo casamento pode levar um homem a crimes. O senhor deveria aconselhar pelo divórcio nesses casos.

Por favor, responda nossas perguntas. Estamos tão felizes por ter o modelo dado pelo senhor que queremos muito ser bem esclarecidos sobre a maneira correta de cumprir seus padrões.

Em minhas viagens, não tenho o arquivo do Young India diante de mim, mas não há dificuldade em endossar a afirmação de que "o satyagraha exige não violência absoluta, e que mesmo uma mulher que corre o risco de ser violada não deve se defender com a violência". Ambas as afirmações se referem a um estado ideal e, portanto, são feitas com referência aos homens e mulheres que até agora se purificaram a ponto de não terem malícia, raiva ou violência em si. Isso não significa que, no caso imaginado, a mulher se permitiria ser violada calmamente. Na primeira circunstância, ela não correria perigo de violência e, no segundo caso, se corresse, ela seria capaz de se defender sem usar de violência para com o bandido.

Mas não devo entrar em detalhes. Mesmo as mulheres que podem se defender com violência não são muitas. Felizmente, porém, os casos de ataques indecentes também não são muitos. Seja como for, acredito implicitamente na proposição de que a pureza perfeita é sua própria defesa. O verdadeiro malfeitor se torna, durante aquele momento, manso na presença de uma pureza resplandecente.

O escritor não está bem informado sobre minha atitude em relação ao general Dyer. Ele ficaria satisfeito em saber que não apenas não recomendei nenhuma punição como também meus colegas, em grande parte por sua generosa consideração por mim, renunciaram às exigências de punição. O que pedi, no entanto, e ainda pressiono agora, é a interrupção da pensão para o general Dyer. Não faz parte do plano de não violência pagar ao malfeitor pelo mal que ele faz, o que praticamente seria o caso se eu me tornasse uma parte voluntária da continuidade da pensão para o general. Porém, não me interprete mal. Sou perfeitamente capaz de recomendar punição justa a quem faz mal em circunstâncias concebíveis; por exemplo, não hesitaria, sob o atual estado da sociedade, em confinar ladrões e bandidos, o que em si mesmo é uma espécie de punição. Entretanto, eu também admitiria que não é o satyagraha, e que é uma queda da doutrina pura. Isso seria uma admissão não da fraqueza da doutrina, mas de minha fraqueza. Não tenho outro remédio para sugerir para esses casos no atual estado da sociedade. Estou, portanto, satisfeito em defender o uso das prisões, mais como reformatórios do que como locais de punição.

Todavia, eu traçaria a distinção entre assassinato e prisão ou até mesmo castigo corporal. Penso que há uma diferença não apenas em quantidade, mas também em qualidade. Lembro-me do castigo da detenção. Eu posso restaurar o homem a quem infligir castigo corporal, mas uma vez que um homem é morto, o castigo está além da revogação ou reparação; somente Deus pode tirar a vida, porque somente Ele a dá.

Espero que não haja confusão na mente do escritor quando ele associa a autoimolação de um satyagrahi com a punição imposta de fora, mas, a fim de evitar sequer uma possibilidade disso, deixe-me esclarecer que a doutrina da violência, se refere apenas ao dano causado um ao outro. Sofrer lesão por si mesmo é, pelo contrário, a essência da não violência pois é o substituto escolhido para a violência de outras pessoas. Não é porque valorizo a vida humilde que posso suportar com alegria milhares de pessoas voluntariamente perdendo suas vidas pelo satyagraha, mas porque sei que isso resulta, a longo prazo, na menor perda de vidas e, além disso, enobrece aqueles que as perdem e enriquecem moralmente o mundo por seu sacrifício. Penso que o escritor está correto ao dizer que a não cooperação não é apenas um ideal, mas também "um caminho rápido e seguro para a liberdade da Índia". Eu sugiro que a doutrina seja válida também entre Estados. Sei que estarei pisando em terreno delicado se me referir à última guerra; porém, temo que deva, a fim de tornar minha posição clara. Essa foi uma guerra de engrandecimento, como eu a entendi, de ambas as partes; foi para dividir os despojos da exploração das raças mais fracas – de outro modo, eufemisticamente chamado de comércio mundial. Se a Alemanha de hoje mudou sua política e decidiu usar sua liberdade não para dividir o comércio do mundo, mas para proteger as raças mais fracas da Terra através de sua superioridade moral, ela certamente poderia fazer isso sem armamento. Seria descoberto que antes do início do desarmamento geral na Europa – como deve acontecer algum dia, a menos que a Europa cometa suicídio – alguma nação terá que ousar se desarmar e correr grandes riscos. O nível de não violência nela, se esse evento felizmente acontecer, terá se elevado tão alto que exigirá respeito universal. Seus julgamentos serão inesgotáveis, suas decisões serão firmes, sua capacidade de autossacrifício heroico será grande e ela desejará viver tanto por outras nações quanto por si mesma. Não posso insistir mais neste assunto delicado. Sei que estou escrevendo de maneira teórica sobre uma questão prática sem conhecer todos os seus rumos. Minha única desculpa é que, se eu entendi direito, é isso que o escritor quer que eu faça.

Eu justifico toda a não violência e a considero possível na relação entre indivíduos e nações; mas não é "uma resignação de toda luta real contra a maldade". Pelo contrário, a não violência de minha concepção é uma luta mais ativa e mais real contra a maldade do que a retaliação, cuja própria natureza é aumentá-la. Contemplo uma oposição mental e, portanto, moral, às imoralidades. Procuro cegar completamente a ponta da espada do tirano não colocando contra ela uma arma de gume mais afiado, mas decepcionando sua expectativa de que eu ofereceria resistência física. Em vez disso, a resistência da alma que eu deveria oferecer o frustraria. A princípio, ela o deslumbraria e, por fim, obrigaria o reconhecimento dela, que não o humilharia, mas o melhoraria. Poder-se-ia insistir mais uma vez que esse é um estado ideal. E é mesmo. As proposições das quais extraí meus argumentos são tão verdadeiras quanto as definições de Euclides, que não são menos verdadeiras porque, na prática, somos incapazes de desenhar a linha de Euclides no quadro-negro. Mas mesmo um geômetra acha impossível continuar sem ter em mente as definições de Euclides. Nem nós, o amigo alemão, seus colegas e eu, dispensamos as proposições fundamentais nas quais a doutrina de satyagraha se baseia.

Resta-me agora apenas uma pergunta delicada para responder. De uma maneira muito engenhosa, o escritor comparou a arrogância inglesa do direito de tutorar o mundo inteiro com meus pontos de vista sobre as relações entre as pessoas casadas. Porém, a comparação não é boa. O vínculo matrimonial envolve ver um ao outro apenas de comum acordo, porém, certamente a abstenção não requer consentimento. A vida de casado seria intolerável, como se torna, quando um parceiro rompe todos os laços de restrição. O casamento confirma o direito de união entre dois parceiros, com exclusão de todos os outros quando, em sua opinião conjunta, consideram desejável essa união, mas não confere direito a um parceiro de exigir obediência do outro ao desejo de união. O que deve ser feito quando um parceiro, por motivos morais ou algum outro, não pode estar em conformidade com os desejos do outro é uma questão separada. Pessoalmente, se o divórcio fosse a única alternativa, eu não hesitaria em aceitá-lo, em vez de interromper meu progresso moral – supondo que eu quisesse me restringir por razões puramente morais.

**Young India, 8 de outubro de 1925**

# 10. Guerra ou paz?

O CAMINHO DA PAZ É O CAMINHO DA VERDADE. A veracidade é ainda mais importante do que a paz. De fato, a mentira é a mãe da violência. Um homem verdadeiro não pode permanecer violento por muito tempo. No decorrer de sua busca, ele perceberá que não precisa ser assim, e a mentira descobrirá que enquanto houver nele o menor traço de violência ele não conseguirá encontrar a verdade que está procurando.

Não existe meio caminho entre verdade e não violência de um lado e mentira e violência do outro. Talvez nunca sejamos fortes o suficiente para não sermos violentos em pensamentos, palavras e ações, mas devemos manter a não violência como nosso objetivo e fazer progressos constantes em direção a ela. A conquista da liberdade, seja para um homem, para uma nação ou para o mundo, deve estar na proporção exata da conquista pela não violência. Assim, aqueles que acreditam nela como o único método para alcançar a liberdade real, mantêm a lâmpada da não violência acesa no meio da escuridão impenetrável atual. A verdade de alguns prevalecerá; a mentira de milhões desaparecerá como joio diante do vento.

Young India, 20 de maio de 1926

# 11. A NÃO VIOLÊNCIA TEM LIMITES?

A SEGUIR, O RESUMO DE UMA CARTA DETALHADA de um correspondente que fornece seu nome e endereço completos:

> O senhor deve saber o que está acontecendo com os trabalhadores do Congresso em Madras. Durante os últimos dois dias, os homens do Partido da Justiça se sobressaíram em suas abominações. O sr. X, acompanhado pelo sr. Y, estava pedindo votos para aquele sr. Z, o candidato do Congresso. Um grupo de homens da Justiça que seguiam X, e mais alguns outros, quando chegaram perto da casa do candidato da Justiça, de repente cercaram os trabalhadores do Congresso e cuspiram em seus rostos. O senhor sabe, melhor do que ninguém, que afronta é ser cuspido. O comunalismo conseguiu desmoralizar a vida pública e trabalhar com tanta profundidade? O objetivo de abordar essas poucas palavras é pedir que o senhor enuncie sua teoria da não violência com referência ao que um congressista deve fazer sob circunstâncias de tamanha indignidade e insulto. Também houve ataques contra X e Y.
> No que diz respeito a nossa atitude em relação ao governo, admitimos que é conveniente ser não violento na conduta. No entanto, essa atitude deve ser mantida em relação a nossos compatriotas cruéis e equivocados que tentam agredir, cuspir e

atirar estrume em trabalhadores pacíficos do Congresso? Eu gostaria também de destacar que os simpatizantes do Congresso são muitos, ao passo que os subversivos pagos são contados nos dedos. Então, se quisermos acabar efetivamente com o vandalismo, poderíamos fazê-lo recorrendo a métodos violentos? Mas o que ocorre é que somos membros de uma organização comprometida com a não violência. A provocação está aumentando a cada dia, e pode não ser possível para os trabalhadores do Congresso conter os jovens seguidores de tomar a lei em suas próprias mãos. Por esse motivo, posso pedir que o senhor declare se a defesa privada é compatível com a não violência e com que qualificações ela deve ser exercida? As táticas turbulentas do Partido da Justiça estão testando nossa fé na não violência muito severamente. Portanto, nós, em Madras, nos beneficiaremos bastante de seus conselhos neste momento crítico.

Mantive em anonimato os homens e lugares propositalmente, pois a revelação de seus nomes não é necessária para meu propósito. O período da não violência conveniente passou há muito tempo. Aquele que não pode ser não violento de coração não tem obrigação de sê-lo nas circunstâncias mencionadas pelo correspondente. Embora a não violência seja o credo do Congresso, ninguém se refere a ele por ser ou permanecer não violento. Todo congressista não violento é assim, porque não pode ser de outra maneira. Meu conselho, portanto, é enfaticamente que ninguém se refira a mim ou a qualquer outro congressista para obter conselhos em matéria de não violência. Todos devem agir por sua própria responsabilidade e interpretar o credo do Congresso da melhor maneira possível e de acordo com o que acreditam.

Sempre notei que pessoas fracas se refugiaram sob o credo do Congresso ou sob meus conselhos, quando, por causa de sua covardia, simplesmente não conseguiram defender sua própria honra ou a daqueles que foram confiados a seus cuidados. Lembro-me do incidente ocorrido perto de Bettiah quando a não cooperação estava no auge. Alguns moradores foram saqueados e fugiram, deixando suas esposas, seus filhos e pertences à mercê dos saqueadores. Quando eu os repreendi por sua covardia em negligenciar assim sua responsabilidade, eles descaradamente apelaram para a não violência. Denunciei publicamente a sua conduta e disse que minha não violência adaptava-se totalmente à violência oferecida por aqueles que não sentiam a não violência e que mantinham a dignidade de suas mulheres e crianças pequenas. A não violência não é um disfarce para a covardia, mas é a virtude suprema dos corajosos. O exercício dela exige muito mais bravura do que a arte da espada. A covardia é totalmente inconsistente com a não violência. A conversão da arte da espada para a não violência é possível e, às vezes, até mesmo uma fácil etapa. A não violência, portanto, pressupõe a capacidade de atacar. É uma restrição consciente e deliberada imposta ao desejo de vingança, mas a vingança é, sempre, superior à submissão passiva, efeminada e desamparada. O perdão é ainda mais elevado. A vingança também é fraqueza. O desejo de vingança surge do medo de danos, imaginários ou reais. Um cão late e morde quando tem medo. Um homem que não teme ninguém na Terra consideraria muito problemático até mesmo invocar raiva contra alguém que está tentando feri-lo em vão. O sol não se vinga de criancinhas que atiram poeira para cima tentando atingi-lo. Elas só prejudicam a si mesmas no ato.

Não sei se as declarações feitas pelo correspondente sobre os crimes dos homens do Partido da Justiça são verdadeiras. Talvez exista outro lado da história. Todavia, assumindo a verdade das afirmações, só posso parabenizar aqueles que foram cuspidos, agredidos ou receberam estrume. Nenhuma lesão aconteceu a eles se tiveram a coragem de sofrer o insulto sem retaliar nem mesmo nos pensamentos. Porém, terá sido totalmente errado de sua parte sofrer isso se eles, sentindo-se irritados, se abstiveram de retaliar por conveniência. Um senso de autorrespeito despreza todas as conveniências. Contudo, me pergunto que tipo de punição poderia ser aplicada por ilustres congressistas que, como os representantes dos Estados, eram numerosos demais para os poucos vândalos do Partido da Justiça. Eles pagariam o estrume com estrume, os cuspes com cuspes e os abusos com abusos? Ou o amor-próprio desse numeroso partido seria melhor consultado ignorando os poucos agitadores? Quando a não cooperação era a moda, eu sei o que era feito com os agitadores que tentavam atrapalhar as reuniões: eles eram detidos por voluntários que não lhes causavam dano, mas quando continuavam a esbravejar, seus clamores eram ignorados. Sei que mesmo naqueles dias a lei da não violência foi violada em vários casos, e qualquer homem que ousasse atrapalhar as reuniões ou colocar uma palavra de oposição recebia gritos dados pela maioria violenta, ou às vezes até era grosseiramente tratado com descrédito por eles e o movimento que eles de forma tão impiedosa traíram e deturparam. Sugiro também a esse congressista e àqueles a quem ele possa representar que, se o objetivo é conquistar o Partido da Justiça, ou qualquer outro partido no Congresso, eles devem ser tratados com delicadeza, mesmo que ajam com dureza. Se for para suprimir todos os oponentes, a dupla retaliação ou o dyerismo é o remédio escolhido. Se isso pode nos aproximar ainda mais do swaraj, claro, é outra questão.

Mas todos os meus conselhos são inúteis se falta convicção. Assim, que cada congressista pese os prós e contras, faça sua escolha definitiva e aja de acordo, independentemente das consequências. Ele terá agido com sinceridade, mesmo que possa estar errado. Mil erros cometidos de maneira inconsciente são melhores do que a conduta correta mais escrupulosa que não tem convicção para apoiá-la. Ela é como um sepulcro caiado. Acima de tudo, devemos ser fiéis a nós mesmos se quisermos ser fiéis ao país e conduzi-lo ao seu objetivo escolhido. Que não haja hipocrisias sobre a não violência. Ela não é como uma peça de roupa que pode ser colocada e retirada à vontade. Sua sede está no coração e deve ser uma parte inseparável de nosso próprio ser.

**Young India, 12 de agosto de 1926**

# 12. Minha atitude em relação à guerra

O REV. B. DE LIGT ESCREVEU EM UM JORNAL FRANCÊS chamado Evolution uma longa carta aberta para mim, e me agraciou com uma tradução dela. Seus escritos criticam fortemente minha participação nas Guerras dos Bôeres[40] e depois na Grande Guerra de 1914 e me convidam a explicar minha conduta à luz do ahimsa. Outros amigos também fizeram a mesma pergunta. Eu tentei dar a explicação mais de uma vez nestas colunas.

Não há defesa para minha conduta pesada apenas nas escalas do ahimsa. Não faço distinção entre aqueles que empunham as armas de destruição e os que trabalham na Cruz Vermelha. Ambos participam da guerra e promovem sua causa. Ambos são culpados do crime de guerra. Porém, mesmo após introspecção durante todos esses anos, sinto que, nas circunstâncias em que me encontrei, fui obrigado a adotar o curso que segui durante as Guerras dos Bôeres e a Grande Guerra Europeia, e também nessa questão na chamada "Rebelião" de Natal Zulu em 1906.

A vida é governada por uma multidão de forças. Ela seria uma navegação tranquila se alguém pudesse determinar o curso de suas ações apenas por um princípio geral cuja aplicação em certo momento fosse óbvia demais para precisar de um instante de reflexão. Mas não me lembro de um único ato que pudesse ser tão facilmente determinado.

Sendo um confirmado opositor à guerra, nunca me treinei no uso de armas destrutivas, apesar das oportunidades para fazê-lo. Talvez tenha sido assim que escapei da destruição direta da vida humana. Contudo, enquanto vivia sob um sistema de governo baseado na força e participava voluntariamente das muitas facilidades e privilégios que ele criava para mim, eu era obrigado a ajudá-lo na extensão de minha capacidade quando ele estava envolvido em uma guerra, a menos que não colaborasse com esse governo e renunciasse ao máximo de minha capacidade aos privilégios que ele me oferecia.

Deixe-me fazer uma ilustração: sou membro de uma instituição que possui alguns acres de terra cujas culturas estão em perigo iminente por causa dos macacos. Acredito na santidade de toda vida e, por isso, considero uma violação do ahimsa infligir qualquer dano aos animais; todavia, não hesito em instigar e dirigir um ataque aos macacos para salvar as plantações. Eu gostaria de evitar esse mal: posso evitá-lo deixando ou desmembrando a instituição. Não faço isso porque não espero encontrar uma sociedade em que não haverá agricultura e, portanto, nenhuma destruição de alguma vida. Por consequência, em temor e tremor, em humildade e penitência, participo do ferimento infligido aos macacos, esperando algum dia encontrar uma saída.

Sendo assim, participei dos três atos de guerra. Eu não poderia, e seria loucura para mim, romper minha conexão com a sociedade à qual pertenço. E nessas três ocasiões, eu não pensava em não cooperar com o governo britânico. Minha posição em relação a ele é totalmente diferente hoje e, portanto, não devo participar voluntariamente de sua guerra e prefiro arriscar a prisão, e até a forca, se for obrigado a pegar em armas ou a participar de suas operações militares.

Mas isso ainda não resolve o enigma. Se houve um governo nacional, embora eu não deva participar diretamente de nenhuma guerra, posso conceber ocasiões em que seria meu dever votar no treinamento militar daqueles que o desejarem, pois sei que nenhum de seus membros acredita na não violência como eu acredito. Não é possível tornar uma pessoa ou sociedade não violenta por coação.

A não violência funciona de maneira mais misteriosa. Não raro, as ações de um homem desafiam a análise em termos de não violência: da mesma forma, suas ações podem ter a aparência de violência quando ele é absolutamente não violento no sentido mais elevado do termo e, mais tarde, é descoberto ser assim. Tudo o que posso alegar para minha conduta é que ela foi, nos casos citados, impulsionada no interesse da não violência. Não se pensava em sórdido interesse nacional ou em qualquer outro. Não acredito na promoção deles em sacrifício de algum outro interesse.

Não posso continuar mais com meu argumento. A linguagem, na melhor das hipóteses, é apenas um veículo precário para expressar os pensamentos de alguém em sua totalidade. Para mim, a não violência não é um mero princípio filosófico, é a regra e o fôlego de minha vida. Sei que falho com frequência, às vezes conscientemente; com mais frequência, de maneira inconsciente. Não é uma questão de intelecto, mas de coração. A verdadeira orientação vem pela constante espera em Deus, pela extrema humildade, autoabnegação, em estar sempre pronto para se sacrificar. Sua prática requer ousadia e coragem da mais alta ordem. Estou dolorosamente ciente de minhas falhas.

Mas a Luz dentro de mim é constante e clara. Não há escapatória para nenhum de nós, salvo através da verdade e da não violência. Sei que a guerra é errada, é um mal absoluto. Eu também sei que isso precisa acabar. Acredito firmemente que a liberdade conquistada através de derramamento de sangue ou fraude não é liberdade. Queria que todos os atos alegados contra mim fossem totalmente indefensáveis, e não que, por qualquer ato meu, a não violência fosse comprometida ou que algum dia eu fosse a favor de violência ou mentira, sob qualquer forma ou molde. Não a violência, não a mentira pois a não violência e a Verdade são a lei de nosso ser.

**Young India, 13 de setembro de 1928**

# 13. ESPADA *VERSUS* ESPÍRITO

UM AMIGO ENVIOU O SEGUINTE ARTIGO INTERESSANTE DE UMA EDIÇÃO ANTIGA DA MY MAGAZINE:

Nenhum conquistador ganhou mais com as guerras do que Napoleão, imperador dos franceses, que, começando como um pobre tenente da Córsega, dominou em pouco tempo a Europa, alterando suas fronteiras. No entanto, Napoleão sabia que era loucura confiar na força. Eis o que disse ele, não depois de ter sido derrotado e exilado, mas enquanto parecia estar no auge de seu sucesso: "Existem apenas dois poderes no mundo, que são o espírito e a espada. A longo prazo, a espada sempre será conquistada pelo espírito".

Mas por que, podemos perguntar, Napoleão continuou a fazer guerra se viu tão claramente sua inutilidade? Por que ele usou a espada até que ela foi arrancada de sua mão em Waterloo? Em parte, porque Napoleão, como todos nós, nem sempre podia praticar o que pregava, mas, em parte, porque outros reis e imperadores não o deixavam em paz. Eles não eram tão sábios quanto Napoleão. Quando o imperador dos franceses pediu paz, eles não acreditaram que era sincero. Após uma batalha feroz, Napoleão dirigiu este apelo pessoal ao imperador da Áustria:

"Milhares de franceses e austríacos foram mortos. A perspectiva de continuidade de tais horrores me aflige tanto que faço um apelo pessoal ao senhor. Em meio à tristeza e cercado por quinze mil cadáveres, sinto-me obrigado a lhe dar um aviso urgente. O senhor está longe da cena, seu coração não pode estar tão profundamente comovido quanto o meu.
Eu imploro a Vossa Majestade, vamos dar à nossa geração paz e tranquilidade. Se os homens dos últimos dias forem idiotas a ponto de lutar, eles aprenderão a sabedoria depois de alguns anos de luta e viverão em paz uns com os outros."

A Índia, que através de seu Congresso subscreveu a política de não violência, aderirá a ela e demonstrará a um mundo que geme sob a maldição da espada que o espírito triunfa sobre a espada nos assuntos nacionais como já foi demonstrado que triunfou em assuntos individuais.

---

**Young India, 14 de fevereiro de 1929**

# 14. Pelo bem da consciência

**O PAX INTERNATIONAL É UM PERIÓDICO MENSAL** publicado em Genebra (rua Vieux-College, nº 12) em nome da Liga Internacional de Mulheres pela Paz e Liberdade. Tenho diante de mim uma cópia da edição de novembro, com o seguinte parágrafo:

> Na Iugoslávia, setenta e dois membros do corpo religioso dos nazarenos foram condenados pelo tribunal militar do Distrito de Save a dez anos de prisão por se recusarem a pegar em armas. Cada condenado já cumpriu cinco anos pelo mesmo crime. Todos os amigos da paz em todo o mundo devem protestar contra essas sentenças desumanas e exigir a sua revisão.

Esse movimento pela paz é um notável despertar no mundo ocidental. Que a servidão de dez anos pela mera recusa em pegar em armas seja possível sob um sistema em relação a setenta e dois homens honrados que seguem a lei do amor, em vez da lei do ódio que o sistema promulga, é prova de sua barbárie. Se a consciência mundial desaprova essas sentenças selvagens ou não, e se essa desaprovação produz um efeito sobre o governo iugoslavo ou não, é certo que o sistema deve estar em seu último suspiro para precisar da imposição de sentenças bárbaras a cidadãos honoráveis e inocentes para sua sustentação. Apresento minhas respeitosas felicitações aos bravos nazarenos, que, espero, a consciência da própria Iugoslávia não permitirá que permaneçam enterrados em seus objetivos por dez longos anos.

**Young India, 14 de fevereiro de 1929**

# 15. Nossa escolha

UM CORRESPONDENTE AMERICANO ME ENVIOU UM recorte de uma edição antiga da *World Tomorrow* (agosto de 1928). É um artigo notável sobre "Pacifismo e Segurança Nacional", de John Nevin Sayre, digno de ser lido por todo patriota. Os parágrafos de abertura, que mostro a seguir, mostram em que direção o escritor nos conduziria:

> O pacifismo, em primeiro lugar, pede às pessoas que considerem se o armamento nacional pode realmente levar à segurança em uma civilização que utiliza as ferramentas da ciência do século XX. Não importa o que possa ser dito para a defesa do armamento no passado, acreditamos que ele é uma maneira totalmente obsoleta e perigosíssima de tentar obter segurança agora. No mundo em que vivemos, e nas décadas à frente, isso está aberto à dupla objeção de (1) custo de montagem e (2) eficácia reduzida da defesa.
>
> No período de quarenta anos, isto é, durante a vida de muitos de meus leitores, os Estados Unidos aumentaram as despesas anuais para sua Marinha de 15 milhões para 318 milhões de dólares. A última sessão do Congresso passou a lei de apropriações, o que significa que toda vez que o ponteiro do relógio percorre vinte e quatro horas, os Estados Unidos gastam 2 milhões de dólares em manutenção do Exército e da Marinha. Um artigo de

destaque no *New York Times*, publicado em março de 1927, tinha por título "Guerra: a maior indústria do homem". O escritor afirmou que a preparação para estar pronto para a guerra constitui o que realmente é a maior indústria do mundo.

Há também um custo humano crescente, não mensurável em dólares. As máquinas de guerra devem ser cuidadas pelos homens. As munições devem ser fabricadas por eles, e cada vez mais se aproxima a elaboração da indústria e de populações inteiras para o serviço de guerra. Antigamente, as guerras eram travadas por exércitos profissionais que constituíam uma parte relativamente pequena de qualquer povo; hoje, estrategistas militares planejam recrutar a atividade de todo o poder humano de uma nação. Uma lei francesa que foi proposta dá poder ao Estado para recrutar também as mulheres. O treinamento militar obrigatório em tempos de paz e a invasão de escolas e faculdades por departamentos militares dirigidos pelo Departamento de Guerra estão exigindo tempo de estudo para jovens e tendendo a reger o pensamento deles. Os correios, os jornais, o rádio, o cinema, os artistas e os homens da ciência correm o risco de serem atraídos para dar apoio à construção da máquina da preparação da guerra. Tudo isso significa um custo crescente para a liberdade humana: a liberdade de pensamento e discussão, a possibilidade de avanço social. Isso deve ser totalmente ponderado na estimativa do preço a ser pago pela implementação de um programa de segurança 'adequado'. A preparação armada é um custo enorme no presente e está aumentando para o futuro. Pior ainda é o fato de que o crescimento das despesas com armamento não compra o aumento da segurança no mundo moderno. Talvez possa fazê-lo por vários anos, mas a política está sujeita a uma lei de retornos decrescentes e leva diretamente a um clímax de desastre. O senador Borah, ao discutir "o que é prevenção?", recentemente chamou a atenção para as enormes dívidas públicas e o crescente aumento da carga tributária que os governos estão impondo a seus povos em todo o mundo. "Aquilo que os governos terão de enfrentar no futuro", ele nos adverte, "são a angústia econômica e a agitação política de seu próprio povo. Um grande programa de armamento estará cortejando problemas." Isso ampliará a brecha entre o cidadão e seu governo, e desencorajará e exasperará ainda mais aqueles que já têm mais do que podem suportar. Não será prevenção, pois aquilo que acentua o sofrimento econômico é o despreparo.

A moda hoje em dia é ter como certo que tudo o que os Estados Unidos e a Inglaterra vêm fazendo é bom o suficiente para nós. Mas os números dados pelo escritor do custo de seu armamento para os americanos são terríveis demais para serem contemplados. A guerra se tornou uma questão de dinheiro e desenvoltura na invenção de armas de destruição, não é mais uma questão de bravura ou resistência pessoal. Calcular a destruição de homens, mulheres e crianças ao pressionar um botão e lançar veneno sobre eles em um segundo é o suficiente para mim.

Queremos copiar esse método de defesa? Em caso afirmativo, temos capacidade financeira para tal? Nós reclamamos dos gastos militares cada vez maiores, mas se quiséssemos copiar os Estados Unidos ou a Inglaterra, teríamos que aumentar o ônus em dez vezes.

Pretendemos primeiro copiar as nações ocidentais e então, num futuro sombrio e distante, depois de passar pela agonia, refazer nossos passos? Ou desejamos seguir um caminho original, ou melhor, reter o que para mim é nosso próprio caminho predominantemente pacífico e, através da vitória, afirmar nossa liberdade?

Somos contidos da violência pela nossa fraqueza. O que se quer é uma desistência deliberada da violência através da força. Ser capaz de fazer isso requer imaginação, juntamente com um estudo penetrante do curso do mundo. Hoje, o glamour superficial do Ocidente nos deslumbra, e confundimos a dança vertiginosa que nos envolve dia após dia com progresso. Nós nos recusamos a ver que isso certamente está nos levando à morte. Acima de tudo, devemos reconhecer que competir com as nações ocidentais nos seus termos é suicídio judicial. Se percebermos que, apesar da aparente supremacia da violência, é a força moral que governa o universo, deveremos treinar para a não violência com a máxima fé em suas possibilidades ilimitadas. Se queremos ser salvos e fazer uma contribuição substancial para o progresso do mundo, o nosso deve, enfática e predominantemente, ser o caminho da paz.

---

**Young India, 22 de agosto de 1929**

# 16. SUPERSTIÇÕES DIFICILMENTE MORREM

O SR. HENRY EATON ESCREVEU DA CALIFÓRNIA:

Nos Estados Unidos, muitos de nós têm certeza de que quando a Grã-Bretanha estiver fora da Índia, a Rússia entrará em cena. Não podemos visualizar a Índia do presente, com seu sistema de castas e seus métodos primitivos de fabricação e agricultura, defendendo-se contra a invasão ocidental. Vocês não têm organização de proteção nacional. Aí não há unidade. A unidade foi essencial para a ascensão da cultura e da civilização ocidentais. Também parece não haver progresso na Índia como observamos no Ocidente. Vocês mesmos defendem o retorno aos velhos métodos de tecelagem. Vocês, com sua grande inteligência, não percebem a inevitabilidade da mudança, do avançar?

Vocês não podem voltar da velhice para a infância. Como então retornar dos métodos avançados de tecer para métodos atrasados e esperar ganhar alguma coisa? Enquanto trabalham da maneira antiga, que é mais difícil, vocês percebem que existe uma nova maneira que é fácil e não podem ficar satisfeitos com a maneira antiga. Vocês veem como o Japão subiu ao poder adotando o novo caminho, e até a China está despertando. Somente a Índia parece não se dar conta da importância dos novos rumos do mundo. Como é que você, seu grande líder, não prega progresso ao seu povo?

Essa carta trai duas superstições. Uma delas é que a Índia é incapaz de governar a si mesma porque não pode se defender e está dividida com dissensões internas. O autor assume gratuitamente que, se a Grã-Bretanha se retirar, a Rússia estará pronta para atacar a Índia. Isso é um insulto à Rússia. O único negócio dela é governar os povos que não são governados pela Grã-Bretanha? E se a Rússia tem projetos tão nefastos para a Índia, o autor não vê que o mesmo poder que expulsará os britânicos da dominação está destinado a impedir qualquer outra?

Pessoalmente, devo confiar mais na capacidade da nação de oferecer resistência civil a qualquer agressor, como aconteceu no ano passado com sucesso parcial no caso do ocupante britânico. O sucesso total aguarda a completa assimilação da não violência em pensamentos, palavras e ações da nação. Uma demonstração ocular do sucesso do satyagraha em todo o país deve ser um prelúdio para sua aceitação em todo o mundo e, portanto, deve ser como um corolário natural da admissão da futilidade do armamento. O único antídoto ao armamento, que é o símbolo visível da violência, é o satyagraha, o símbolo visível da não violência. Mas o autor também é oprimido pelo medo de nossas dissensões. Em primeiro lugar, elas são grosseiramente exageradas na transmissão para o Ocidente. Em segundo, elas são endurecidas durante o controle estrangeiro. A regra imperial *divide et impera*, significa dividir e conquistar. Eles devem, por consequência, derreter-se com a retirada do domínio estrangeiro apático e com a introdução do brilho caloroso da verdadeira liberdade.

Por fim, não subscrevo a crença de que tudo o que é velho é ruim. A verdade é antiga e difícil. A mentira tem muitas atrações. Mas eu voltaria com prazer à muito antiga Era de Ouro da Verdade. O bom e velho pão marrom é sempre superior ao pão branco pastoso, que perdeu muito de seu valor nutritivo ao passar pelos vários processos de refinamento. A lista de coisas antigas e boas ainda pode ser infinitamente multiplicada. A roda de fiar é uma dessas coisas, pelo menos para a Índia.

Quando a Índia se tornar autossustentável, autoconfiante e à prova de tentações e exploração, ela deixará de ser objeto de atração gananciosa por qualquer poder no Ocidente ou no Oriente e se sentirá segura sem ter que carregar o fardo de caros armamentos. Sua economia interna será o baluarte mais forte da Índia contra a agressão.

*Young India*, 2 de julho de 1931

# 17. A TEORIA E A PRÁTICA DA NÃO VIOLÊNCIA

A MAIOR PARTE DAS QUESTÕES FEITAS NAS REUNIÕES centrava-se naturalmente na não violência, e foram resumidas aqui, incluindo algumas das perguntas e respostas na reunião de Paris.

A título de introdução, será dada a distinção de Gandhi entre os métodos de violência e não violência:

> No método que estamos adotando na Índia, fraude, mentira, engano e toda a ninhada feia de violência e mentira não têm absolutamente nenhum espaço. Tudo é feito de maneira aberta e clara, pois a Verdade odeia o segredo. Quanto mais honesto você é, mais provável que seja verdadeiro. Não existe derrota ou desespero no dicionário de um homem que baseia sua vida na Verdade e na não violência. Ainda assim, o método da não violência não tem configuração ou forma passiva ou inativa. É essencialmente um movimento ativo, muito mais ativo do que o que envolve o uso de armas sanguinárias. A Verdade e a não violência talvez sejam as forças mais ativas que vocês possuem no mundo. Um homem que possui armas sanguinárias e tem a intenção de destruir aqueles a quem considera seus inimigos requer pelo menos um pouco de descanso e precisa baixar os braços por um tempo a cada vinte e quatro horas. Portanto, ele

é essencialmente inativo durante certa parte do dia. Não é assim com o devoto da Verdade e da não violência, pela simples razão de que não são armas externas: elas residem no seio humano e estão trabalhando de forma ativa, quer você esteja acordado ou adormecido, quer esteja andando de maneira vagarosa ou jogando um jogo ativo. O guerreiro com a panóplia da Verdade e da não violência é sempre e incessantemente ativo.

Como, então, alguém pode ser não violento de maneira efetiva? Simplesmente recusando-se a pegar em armas? Einstein chamara as pessoas para não participar da guerra. Isso foi suficiente? Essas questões foram levantadas repetidas vezes em várias reuniões e respondidas em uma linguagem inspirada pelo público e pela ocasião.

Sobre o telefonema de Einstein, ele disse com humor que ninguém poderia ser enganado:

> Minha resposta pode ser apenas uma, e é a que nada poderia ser melhor se a Europa adotasse o método com entusiasmo. De fato, se posso dizer isso de um grande homem, diria que Einstein roubou o meu método. Mas, se o senhor quiser que eu elabore isso, eu diria que apenas recusar o serviço militar não é suficiente. Recusar-se a prestar serviço militar, quando chegar a hora específica, é fazer o que se espera depois de todo o tempo de combate ao mal. Ele é apenas um sintoma da doença que é mais profunda. Eu sugiro que aqueles que não estão no registro do serviço militar participam igualmente do crime se apoiam o Estado de outra forma. Aquele que apoia um Estado organizado na maneira militar – direta ou indiretamente – participa do pecado. Cada homem, velho ou jovem, faz isso contribuindo para a manutenção do Estado mediante o pagamento dos impostos. Foi por isso que eu disse a mim mesmo durante a guerra que, se fosse para comer cereais custeados pelo exército enquanto fazia tudo menos

ser soldado, melhor seria que me alistasse no exército e levasse um tiro; do contrário, deveria me retirar para as montanhas e comer alimentos cultivados pela natureza. Portanto, todos aqueles que desejam interromper o serviço militar podem fazê-lo retirando toda a cooperação. A recusa do serviço militar é muito mais superficial do que a não cooperação com todo o sistema que apoia o Estado. Mas então a oposição de alguém se torna tão rápida e eficaz que você corre o risco de não apenas ser levado para a prisão, mas de ser jogado nas ruas.

Então não podemos aceitar os serviços não militares do Estado? A declaração da situação comoveu profundamente Pierre Ceresole[41], e ele colocou essa questão de uma maneira comovente. "Nós representamos a nossa verdade, vocês representam a verdade. O argumento com frequência está avançando aqui, e gostaríamos de ser esclarecidos por vocês."
Disse Gandhi:

Agora o senhor tocou o ponto mais sensível da natureza humana. Fui confrontado com essa mesma pergunta como autor do movimento de não cooperação. Eu disse a mim mesmo que não há um Estado dirigido por Nero ou Mussolini, o qual não tem pontos positivos, mas temos que rejeitar o todo, uma vez que decidimos não cooperar com o sistema. Existem em nosso país grandes estradas públicas e instituições educacionais palacianas, mas elas fazem parte de um sistema que esmaga a nação. Eu não deveria ter ligação com elas, que são como a cobra da fábula com uma joia brilhante na cabeça, mas que possui presas cheias de veneno. Então cheguei à conclusão de que o domínio britânico na Índia havia esmagado o espírito da nação e atrapalhado seu crescimento, por isso decidi me negar todos os privilégios – serviços, julgamentos, títulos. A política se modifica de acordo com os diferentes países, mas o sacrifício e a abnegação são os pontos essenciais. Einstein disse que ocorreria apenas uma vez por ano e apenas com pouquíssimas pessoas. Mas eu sugiro como seu primeiro dever a não cooperação com o Estado.

Entretanto, não existe uma profunda diferença entre uma nação independente e uma nação subordinada? A Índia pode ter uma briga fundamental com um governo estrangeiro, mas como os suíços podem brigar com o Estado?

Declarou Gandhi:

> Sem dúvida, há diferença. Como membro de uma nação subordinada, eu poderia ajudar melhor livrando-me de minha sujeição. Mas aqui me perguntam qual a melhor maneira de sair de uma mentalidade militar. Você está desfrutando das comodidades com a condição de prestar serviço militar ao Estado. Aí você tem que livrar o Estado da mentalidade militar.

Porém, Pierre Ceresole ainda tinha suas dúvidas. O argumento teve um apelo irresistível para ele; mas como sua missão específica se encaixava, se ele seguia o método até suas conclusões lógicas extremas? Uma pergunta foi feita na grande reunião de Genebra a respeito da opinião de Gandhi sobre o trabalho da Sociedade Internacional da Cruz Vermelha, organizada na Suíça, e os milhares de vidas de prisioneiros que ela salvou, e a resposta de Gandhi continha para Pierre Ceresole a solução de todas as suas dificuldades e uma mensagem de alegria pelo Serviço Internacional que ele organizara:

> Envergonho-me de ter que reconhecer que não conheço a história dessa organização maravilhosa e magnífica. Se ela salvou milhares de prisioneiros, minha cabeça se inclina diante dela. Todavia, tendo prestado essa homenagem, posso dizer que essa organização deveria deixar de pensar em dar alívio após a

guerra, mas pensar em dar alívio sem ela? Se a guerra não tivesse nenhuma característica redentora, nenhuma coragem e heroísmo por trás dela, seria algo desprezível e não seriam precisos discursos para destruí-la. Eu sugeriria que o senhor é infinitamente mais nobre do que a guerra em todos os seus ramos, incluindo a organização da Cruz Vermelha. Acredite, existem muitos milhões de escravos prisioneiros de suas paixões e condições de vida, e milhões de feridos por sua própria loucura, e milhões de lares destruídos na face da Terra. As sociedades de paz do amanhã, portanto, terão trabalho suficiente quando contratarem serviços internacionais. E que a Suíça possa liderar o mundo nessa grande tarefa.

Em resposta a uma pergunta semelhante em outra reunião, ele disse:

A não cooperação no serviço militar e o serviço em assuntos não militares não são compatíveis. Definitivamente serviço militar é uma palavra mal escolhida. Você fica o tempo todo prestando serviço militar porque está apoiando um Estado que se baseia nele. Em Transvaal e em outros países, alguns estão impedidos de prestar serviço militar, mas precisam pagar dinheiro ao Estado. Você terá que estender o escopo da não cooperação para seus impostos. Não há limite para estender nosso serviço a nossos vizinhos através de nossas fronteiras criadas pelo Estado. Deus nunca fez essas fronteiras.

**P.:** Como o desarmamento depende principalmente de grandes potências, por que a Suíça, que é um Estado pequeno e neutro, deve ser solicitada a se desarmar?
**Gandhi:** É do terreno neutro de seu país que estou falando para todas as outras potências, e não apenas para a Suíça. Se o senhor não levar essa mensagem a outras partes da Europa, serei absolvido de toda

a culpa. E, visto que a Suíça é um território neutro e uma nação não agressiva, há ainda mais razões pelas quais ela não precisa de um exército. Em segundo lugar, é através de sua hospitalidade e do fato de vocês ocuparem o terreno privilegiado que todas as nações vêm até vocês. Deveria ser possível dar ao mundo uma lição de desarmamento e mostrar que vocês são corajosos o suficiente para ficar sem um exército.

**P.:** Como um país neutro desarmado pode permitir que outras nações sejam destruídas? Embora para o nosso exército, que estava esperando pronto em nossa fronteira durante a última guerra, deveríamos ter sido arruinados.

**Gandhi:** Correndo o risco de ser considerado um visionário ou um tolo, devo responder a essa pergunta da única maneira que conheço. Seria covardia de um país neutro permitir que um exército devastasse um país vizinho. Mas existem duas maneiras em comum entre soldados da guerra e soldados da não violência, e se eu fosse cidadão da Suíça e presidente do país, o que eu teria feito seria recusar a passagem do exército invasor através da recusa de todos os suprimentos. Além disso, ao reencenar uma Batalha das Termópilas[42] na Suíça, vocês apresentariam uma parede viva de homens, mulheres e crianças e convidariam os invasores a caminhar sobre seus cadáveres. Vocês podem dizer que tal coisa está além da experiência e resistência humanas. Eu digo que não é assim. Foi bem possível. No ano passado, em Gujarat, as mulheres aguentaram punições com varas sem vacilar, e em Peshawar, milhares de pessoas foram alvo de balas sem recorrer à violência. Imagine esses homens e mulheres permanecendo na rota de um exército exigindo uma passagem segura para outro país. O exército seria brutal o suficiente para passar por cima deles, o senhor poderia dizer. Eu diria então que ainda assim eles teriam cumprido o seu dever permitindo-se ser aniquilados. Um exército que ousa passar por cima de cadáveres de homens e mulheres inocentes não seria capaz de repetir esse experimento. O senhor pode, se desejar, recusar-se a crer em tanta coragem por parte das multidões de homens e mulheres, mas teria que admitir que a não violência é feita de coisas mais severas. Ela nunca foi concebida como arma dos fracos, mas dos corações mais fortes.

**P.:** Um soldado está autorizado a disparar no ar para evitar a violência?

**Gandhi:** Um soldado que se alistou lisonjeado por estar evitando a violência e que atira no ar não deu crédito a sua coragem ou a seu credo de não violência. No meu modo de ver, tal homem seria considerado culpado de mentira e covardia; covardia porque ele se alistou para escapar do castigo, e mentira porque se alistou para servir como soldado e não disparou como esperado. Tal ação desacredita a causa da guerra contra a guerra. Os resistentes à guerra devem ser como a esposa de César: acima de qualquer suspeita[43]. Sua força reside na adesão absoluta à moralidade da questão.

Young India, 31 de dezembro de 1931

# 18. A MAIOR FORÇA

CERTA OCASIÃO, ALGUNS AMIGOS FIZERAM-ME TRÊS PERGUNTAS:

1. O que a Abissínia[44] mal armada poderia fazer contra a Itália bem armada, se ela fosse não violenta?
2. O que a Inglaterra, o maior e mais poderoso membro da Liga, poderia fazer contra a Itália determinada, se ela (Inglaterra) fosse não violenta no seu sentido do termo?
3. O que a Índia poderia fazer se de repente se tornasse não violenta no seu sentido do termo?

Antes de responder, deixe-me estabelecer cinco axiomas simples de não violência como eu os conheço:

a) A não violência implica a autopurificação completa o mais humanamente possível.

b) De homem para homem, a força da não violência está na proporção exata da capacidade, e não na vontade, da pessoa não violenta de infligir violência.

c) A não violência é, sem exceção, superior à violência, como por exemplo: o poder à disposição de uma pessoa não violenta é sempre maior do que ela teria se fosse violenta.

d) Não existe tal coisa como a derrota na não violência. O fim em violência com certeza é a derrota.

e) O fim definitivo da não violência é a vitória mais certa, se esse termo puder ser usado para a não violência. Na realidade, onde não há senso de derrota não há senso de vitória.

As questões anteriores podem ser respondidas à luz desses axiomas.

Se a Abissínia fosse não violenta, ela não teria armas, não iria querer nenhuma. Ela não apelaria à Liga ou a qualquer outro poder para intervenção armada. Ela nunca daria nenhum motivo de reclamação. E a Itália não encontraria nada para conquistar se os abissínios não oferecessem resistência armada, nem dessem cooperação, disposta ou forçada. A ocupação italiana, nesse caso, significaria a da terra sem o seu povo. Esse, no entanto, não é o objetivo exato da Itália. Ela busca a submissão do povo daquela bela terra.

Se os britânicos verdadeiramente se tornassem uma nação não violenta, eles abandonariam o imperialismo e o uso de armas. A força moral gerada por tal ato de renúncia levaria a Itália a entregar-se voluntariamente a seus desígnios. A Inglaterra seria então uma personificação viva dos axiomas que estabeleci. O efeito de tal conversão significaria o maior milagre de todos os tempos. E, no entanto, se a não violência não é um sonho inútil, algo assim tem um momento para acontecer em algum lugar. Eu vivo nessa fé.

Vamos à última pergunta. Como eu já disse, a Índia como nação não é não violenta no sentido pleno do termo. Ela também não tem capacidade de oferecer violência, e não porque não tem armamento. A posse física de armas é a menor necessidade dos corajosos. A sua não violência é a dos fracos; ela trai sua fraqueza em muitos de seus atos diários. Ela aparece diante do mundo hoje como uma nação decadente. Quero dizer aqui não no mero sentido político, mas essencialmente no sentido moral não violento. Ela não tem a capacidade de oferecer resistência física. Ela não tem consciência da força, pois está consciente apenas de sua fraqueza. Se fosse de outro modo, não haveria problemas comuns nem políticos. Se ela fosse não violenta na consciência de sua força, os ingleses perderiam seu papel de conquistadores desconfiados.

Harijan*, 10 de outubro de 1935

---

\* Harijan é um jornal semanal de língua inglesa fundado por Gandhi em 1933 para dar voz às multidões sem voz das castas intocáveis (harijan significa intocável).

# 19. UMA CONVERSA SOBRE NÃO VIOLÊNCIA

AGORA, A CONVERSA ESTAVA CENTRADA EM UMA discussão que tinha sido a principal coisa que atraíra os distintos membros até Gandhi.

**Dr. Thurman**[45]: A não violência, do seu ponto de vista, é uma forma de ação direta?

**Gandhi:** Não é uma forma, é a única forma. É claro que não confino às palavras "ação direta" a seu significado técnico; mas sem uma expressão ativa direta, a não violência não tem sentido para minha mente. Ela é a maior e mais ativa força do mundo. Não se pode ser passivamente não violento. Ahimsa significa amor no sentido paulino, e, ainda assim, algo mais do que o amor definido por São Paulo, embora eu saiba que sua bela definição é boa o suficiente para todos os fins práticos. O ahimsa inclui toda a criação, e não apenas o ser humano. Uma pessoa que pode expressar o ahimsa na vida exerce uma força superior a todas as forças da brutalidade.

**P.:** E é possível a qualquer pessoa conseguir isso?

**Gandhi:** Certamente. Se houvesse qualquer exclusividade nisso, eu deveria rejeitá-la de imediato.

**P.:** Alguma ideia de posse é estranha a ela?

**Gandhi:** Sim. Ela não possui nada, portanto, possui tudo.

**P.**: É possível que um único ser humano resista à invasão persistente do valor com sucesso?

**Gandhi**: É possível. Talvez sua pergunta seja mais universal do que o senhor quer dizer. Não é possível para um único indiano, por exemplo, resistir à exploração de trezentos milhões de indianos? Ou o senhor quis dizer o ataque do mundo inteiro contra um único indivíduo pessoalmente?

**Dr. Thurman**: Sim, isso é metade da questão. Eu queria saber se um homem pode conter toda a violência a distância.

**Gandhi**: Se ele não puder, o senhor deve entender que ele não é um verdadeiro representante do ahimsa. Supondo que eu não possa produzir um único exemplo na vida de um homem que realmente tenha convertido seu adversário, eu diria que é porque ninguém ainda foi encontrado para expressar o ahimsa em sua plenitude.

**P:** Então ele substitui todas as outras forças?

**Gandhi**: Sim, ele é a única força verdadeira na vida.

**Dr. Thurman**: Perdoe a fragilidade desta questão, mas eu gostaria de saber como devemos treinar indivíduos ou comunidades nessa difícil arte.

**Gandhi**: Não há estrada real a não ser vivenciar o credo, o qual deve ser um sermão vivo. Certamente, a expressão na vida de alguém pressupõe grande estudo, tremenda perseverança e limpeza completa de todas as impurezas. Se alguém precisa dedicar uma vida inteira para dominar as ciências físicas, quantas vidas podem ser necessárias para dominar a maior força espiritual que a humanidade conheceu? Mas por que se preocupar, mesmo que isso signifique várias vidas? Pois se essa é a única coisa permanente na existência, e se é só o que conta, então, qualquer esforço que dedique para dominá-la é bem gasto. Busquem primeiro o Reino dos Céus e tudo o mais lhes será acrescentado. O Reino dos Céus é o ahimsa.

Após ter se contido até aquele momento, a sra. Thurman não poderia ir embora sem fazer a pergunta com a qual sabia que seria confrontada um dia.

**Sra. Thurman**: Como devo agir, supondo que meu próprio irmão tenha sido linchado diante de meus olhos?

**Gandhi**: Existe algo como o sacrifício de si mesmo. Suponha que eu fosse negro e minha irmã fosse violentada por um homem branco ou linchada por toda uma comunidade. Qual seria meu dever?, pergunto a mim mesmo. E a resposta vem a mim: não devo desejar mal a eles, mas também não devo cooperar com eles. Pode ser que normalmente eu dependa da comunidade que fez o linchamento para me sustentar. Eu me recuso a cooperar com eles, me recuso até a tocar a comida que vem deles e a cooperar mesmo com meus irmãos negros que toleram o errado. Esse é o sacrifício de si mesmo que quero dizer. Muitas vezes recorri a esse plano em minha vida. É claro que um ato mecânico de greve de fome não significa nada. A fé de alguém deve permanecer intacta enquanto a vida se esvai minuto a minuto, porém sou um exemplo muito pobre da prática da não violência, e minha resposta pode não a convencer, mas estou me esforçando muito e, mesmo que não tenha sucesso total nesta vida, minha fé não diminuirá.

---

Harijan, 14 de março de 1936

# 20. UM DISCURSO SOBRE A NÃO VIOLÊNCIA
### O PROBLEMA DO NEGRO É O MESMO

OS LEITORES DO HARIJAN TALVEZ SE LEMBREM DE como o tema central dos membros da delegação negra que viram Gandhi cerca de um ano atrás foi a não violência. Dois senhores negros que compareceram à recente reunião mundial dos comitês da Associação Cristã de Moços também tiveram que discutir a mesma questão, o que mostra o quão notavelmente semelhantes aos nossos são os problemas deles. Serão abordadas primeiro as perguntas do dr. Tobias, embora ele tenha visto Gandhi mais tarde e em seu dia de silêncio. O longo discurso com o prof. Mays foi uma espécie de comentário sobre as breves respostas dadas por escrito ao dr. Tobias, e os dois juntos formam um dos interessantes discursos que Gandhi com frequência profere sobre o assunto da não violência.

**Dr. Tobias**: Sua doutrina de não violência influenciou profundamente minha vida. O senhor acredita nela mais do que nunca?

**Gandhi**: Realmente acredito. Minha fé está crescendo.

**Dr. Tobias**: Os doze milhões de negros dos Estados Unidos estão lutando para obter direitos fundamentais, como se livrar da violência das multidões, voto irrestrito, fim da segregação etc. O senhor, com sua luta na Índia, tem uma palavra de conselho e incentivo para nos dar?

**Gandhi**: Eu tive que lutar contra algo assim, embora em escala muito menor, na África do Sul. As dificuldades ainda não terminaram. Tudo o que posso dizer é que não há outro caminho a não ser o da não violência – um caminho, no entanto, não dos fracos e ignorantes, mas dos fortes e sábios.

**Dr. Tobias**: O reino de Travancore[46] indica que sua identificação completa com os intocáveis vem dando frutos. O senhor acha que o exemplo deles será seguido por outros Estados em um futuro próximo?

**Gandhi**: Ficarei surpreso se não for.

**Dr. Tobias**: Que promessa devo fazer a meus irmãos negros quanto às perspectivas para o futuro?

**Gandhi**: Com o direito do lado deles e a escolha da não violência como sua única arma, se eles a fizerem, um futuro brilhante é garantido.

## UM TERMO IMPRÓPRIO

**Gandhi**: Resistência passiva é um termo impróprio para a resistência não violenta. Ela é muito mais ativa do que resistência violenta: é direta, incessante, mas três quartos dela são invisíveis, e apenas um quarto, visível. Em sua visibilidade, a roda de fiar, que chamei de símbolo da não violência, por exemplo, parece ineficaz, mas é realmente ativa de forma intensa e mais eficaz no resultado final. Este conhecimento me permite detectar falhas na maneira como os defensores da não violência estão agindo. Eu peço por mais vigilância e disposição. A não violência é uma força intensamente ativa quando bem entendida e usada. A atividade de um homem violento é mais visível enquanto dura, mas sempre é transitória. O que pode ser mais visível do que os abissínios mortos pelos italianos? Ali houve menos violência contra algo muito maior. Entretanto, se os abissínios se retirassem do campo e se permitissem ser massacrados, sua aparente inatividade teria sido muito mais eficaz, embora não visível no momento. Hitler e Mussolini, por um lado, e

Stálin, por outro, são capazes de mostrar a eficácia imediata da violência. Porém, ela será tão transitória quanto os massacres de Gêngis Khan[47], mas os efeitos da ação não violenta de Buda persistem, e provavelmente crescerão com o passar do tempo. E quanto mais é praticada, mais eficaz e inesgotável ela se torna, e por fim o mundo inteiro fica boquiaberto e exclama: "Um milagre aconteceu!" Todos os milagres são devidos ao trabalho silencioso e eficaz de forças invisíveis. A não violência é a mais invisível e a mais eficaz de todas.

## As populações podem ser treinadas?

**Prof. Mays**: Não tenho dúvidas sobre a superioridade da não violência. Mas o que me incomoda é o exercício em larga escala, a dificuldade de disciplinar a mente das sociedades no que se refere ao amor. É mais fácil disciplinar os indivíduos. Qual deve ser a estratégia quando eles começarem? Nós recuamos ou continuamos?

**Gandhi**: Eu tive essa experiência no curso de nosso movimento aqui. As pessoas não ganham o treinamento através de pregação. A não violência não pode ser pregada, mas praticada. A prática da violência pode ser ensinada às pessoas através de símbolos exteriores. Você atira em papelões, depois em alvos e em animais. Então, é considerado um especialista na arte da destruição. O homem não violento não tem arma externa e, portanto, não apenas seu discurso parece ineficaz, mas também sua ação. Posso lhe dizer todos os tipos de palavras doces sem que signifiquem nada. Por outro lado, posso ter um amor verdadeiro em mim e, no entanto, minha expressão externa dele pode ser proibida. Então, externamente, minha ação em ambos os casos pode ser a mesma, porém com efeitos diferentes. Afinal, o efeito de nossa ação costuma ser mais potente quando não é notoriamente conhecido. Assim, talvez eu nunca venha a saber o efeito inconsciente que o senhor está causando em mim. Apesar disso, ela é infinitamente maior do que o efeito consciente. Na violência não há nada invisível. A não violência, por outro lado, é três quartos invisível e, desse modo, o efeito está na proporção inversa à sua invisibilidade. A não violência, quando se torna ativa, viaja com uma velocidade extraordinária, e se torna um milagre. Sendo assim, a mente das populações é afetada primeiro de maneira inconsciente, e depois conscientemente. Quando ela se torna afetada de forma consciente, há vitória demonstrável. Em minha própria experiência, quando as pessoas pareciam estar enfraquecendo, não havia consciência de derrota em mim. Dessa forma, eu tinha mais esperança na eficácia da não violência após a renúncia da desobediência civil em 1922, e hoje continuo com o mesmo estado de esperança. Não é algo meramente emocional. Supondo que não tenha visto sinais do amanhecer, não devo perder a fé. Tudo tem que vir no seu devido tempo.

Eu tenho discussões aqui com meus colegas sobre o trabalho de limpeza das almas que estamos fazendo. Eles indagam: "Por que não podemos fazer isso depois do swaraj?"; ou afirmam: "Podemos fazer melhor depois do swaraj". Eu lhes respondo: "Não. A reforma tem que vir hoje, não deve esperar pelo swaraj; de fato, o tipo certo de swaraj só virá depois desse trabalho". Agora, não posso lhe mostrar, como talvez não possa mostrar a alguns de meus colegas de trabalho, a conexão entre o swaraj e a limpeza das almas. Se tenho que conseguir o swaraj sem violência, devo disciplinar meu povo. Os aleijados, cegos e leprosos não podem se juntar ao exército da violência. Existe também um limite de idade para servir ali. Para uma luta não violenta não há limite de idade: os cegos, os aleijados e os acamados podem servir, e não apenas os homens, mas as mulheres também. Quando o espírito de não violência invade o povo e realmente começa a funcionar, seu efeito é visível para todos.

Mas agora vem o seu enigma. O senhor diz que existem pessoas que não acreditam na não violência como eu. "O senhor vai ficar sentado quieto?", os amigos perguntam. "Se não for agora, quando você vai agir?" Eu digo em resposta: "Posso não chegar a ver o sucesso enquanto viver, mas minha fé de que a vitória só pode vir através da não violência é mais forte do que nunca". Quando falei sobre o culto à roda de fiar em Faizpur, um correspondente de jornal me atribuiu astúcia. Nada poderia estar mais longe de minha mente. Quando cheguei a Sevagram, disseram-me que as pessoas não cooperariam e até me boicotariam. Eu repliquei: "Pode ser. Mas é assim que a não violência funciona. Se eu for a uma vila ainda mais distante, o experimento poderá funcionar melhor". Essa coisa veio na minha busca pela técnica da não violência. E cada dia que passa torna minha fé mais brilhante. Eu vim aqui para levar a fé a bom termo e morrer no processo, se essa for a vontade de Deus. Para ter algum valor, a não violência precisa alcançar êxito diante das forças hostis. Mas pode haver ação na inação. A ação sem interesse pode ser pior do que a inação.

## Violência em um espírito de amor?

**P.:** É possível administrar violência em um espírito de amor?
**Gandhi:** Não. Nunca. Vou lhe dar uma ilustração do meu próprio experimento. Um bezerro era coxo e tinha desenvolvido feridas terríveis; ele não podia comer e respirava com dificuldade. Após três dias de discussão com meus colegas de trabalho, eu coloquei um fim em sua vida. Assim, essa ação foi não violenta porque era totalmente altruísta, já que o único objetivo era alcançar o alívio da dor do bezerro. Algumas pessoas chamam isso de ato de violência. Eu chamei de operação cirúrgica. Eu deveria fazer exatamente a mesma coisa com meu filho, se ele estivesse em igual situação. Meu argumento é que a não violência como a lei suprema de nosso ser deixa de ser assim tão logo se fala em exceções.
**Prof. Mays:** Como uma minoria deve agir contra uma maioria esmagadora?

**Gandhi:** Eu diria que uma minoria pode fazer muito mais em termos de não violência do que a maioria. Tive um amigo britânico chamado Symonds que costumava dizer: "Estarei a seu lado enquanto você estiver em minoria. Depois que estiver em maioria, estaremos quites". Eu tinha menos desconfiança ao lidar com minha minoria na África do Sul do que tenho aqui ao lidar com a maioria, mas seria totalmente errado, por esse motivo, dizer que a não violência é uma arma dos fracos... O uso da não violência exige maior coragem do que a violência. Quando Daniel desafiou as leis dos medos e dos persas, sua ação não foi violenta.

## Consequências para o inimigo

**P.:** O pensamento das consequências que podem ocorrer para o inimigo como resultado de sua não violência não o constrange nem um pouco?

**Gandhi:** De modo algum. Talvez o senhor tenha que suspender o que o seu movimento realizou na África do Sul quando o governo se viu confrontado com a revolta dos trabalhadores europeus[48], que me pediram para assumir uma causa comum com eles. Eu disse "não".

**Prof. Mays:** E a não violência nunca repercutirá no senhor, enquanto a violência destruirá a si mesma?

**Gandhi:** Isso mesmo. A violência deve gerar violência. Contudo, deixe-me dizer que aqui também meu argumento foi contestado por um grande homem que afirmou: "Veja a história da não violência. Jesus morre na cruz, mas seus seguidores derramam sangue". Isso não prova nada. Não temos dados diante de nós para podermos julgar. Não conhecemos toda a vida de Jesus... Talvez os seguidores não tivessem absorvido completamente a mensagem da não violência. Entretanto, devo adverti-lo contra alimentar a impressão de que é minha a palavra final sobre não violência.

Conheço minhas próprias limitações, sou apenas um humilde perseguidor da verdade. E tudo o que afirmo é que todas as minhas experiências aprofundaram minha fé na não violência como a maior força à disposição da humanidade. Seu uso não se restringe apenas aos indivíduos, mas pode ser praticado em larga escala.

**Harijan, 20 de março de 1937**

# 21. Qualificações de uma brigada de paz

HÁ ALGUM TEMPO, SUGERI A FORMAÇÃO DE UMA brigada de paz cujos membros arriscariam suas vidas ao lidar com tumultos, especialmente em comunidades. A ideia era que essa brigada substituísse a polícia e até as forças armadas. Isso parece ambicioso, e sua realização pode ser impossível. No entanto, para que o Congresso tenha sucesso em sua luta não violenta, ele deve desenvolver o poder de lidar pacificamente com tais situações.

Vejamos, portanto, quais qualificações um membro da brigada de paz contemplada deve possuir.

1. Ele deve ter uma fé viva na não violência. Isso é impossível sem uma fé viva em Deus. Um homem não violento nada pode fazer a não ser através do poder e da graça de Deus. Sem isso, ele não terá coragem de morrer sem raiva, sem medo e sem retaliação. Essa coragem vem da crença de que Deus está no coração de todos e que não deve haver medo na presença Dele. O conhecimento de Sua onipresença também significa respeito pela vida mesmo daqueles que podem ser chamados de oponentes ou de goondas, criminosos. Essa intervenção contemplada é um processo para acalmar a fúria do homem quando o animal dentro dele obtém o domínio sobre ele.

2. Esse mensageiro da paz deve ter igual consideração por todas as principais religiões da Terra. Assim, se ele é hindu, respeitará as outras religiões correntes na Índia. Ele deve, por consequência, possuir um conhecimento dos princípios gerais das diferentes religiões professadas em seu país.

3. De um modo geral, esse trabalho de paz só pode ser realizado por homens locais em suas próprias localidades.

4. O trabalho pode ser realizado individualmente ou em grupo. Por isso, ninguém precisa esperar pelos companheiros. Apesar disso, alguém naturalmente procuraria companheiros em sua própria localidade e formaria uma brigada local.

5. Esse mensageiro da paz cultivará, por meio do serviço pessoal, contato com as pessoas em sua localidade ou círculo escolhido, de modo que, quando parecer lidar com situações ruins, ele não caia sobre os membros de uma assembleia tumultuada como um completo estranho passível de ser preso como suspeito ou visitante indesejável.

6. Não é necessário dizer que um portador da paz deve ter um caráter irrepreensível e ser conhecido por sua rigorosa imparcialidade.

7. Geralmente, existem avisos antes de tempestades vindouras. Se isso for conhecido, a brigada de paz não esperará até que a conflagração comece, mas tentará lidar com a situação antecipadamente.

8. Embora, no caso de o movimento se espalhar, possa ser bom haver alguns trabalhadores de tempo integral, não é absolutamente necessário que haja. A ideia é ter tantos homens e mulheres bons e verdadeiros quanto possível. Isso só pode ser obtido se os voluntários forem escolhidos entre aqueles que estão envolvidos em várias esferas da vida, mas tiverem tempo suficiente para cultivar relações amistosas com as pessoas que vivem em seu círculo ou, de outro modo, possuírem as qualificações exigidas de um membro da brigada de paz.

9. Deve haver uma vestimenta distinta usada pelos membros da brigada contemplada, para que, com o tempo, sejam reconhecidos sem a menor dificuldade.

Estas são apenas sugestões gerais. Cada centro pode elaborar sua própria constituição com a base aqui sugerida.

Harijan, 18 de junho de 1938

# 22. Algumas questões respondidas

ALGUNS AMIGOS ME ENVIARAM DOIS RECORTES DE jornais criticando meu apelo aos judeus. Os dois críticos sugerem que, ao apresentar aos judeus a não violência como remédio contra o mal que se fez a eles, eu não sugeri nada de novo, e que eles têm praticado a não violência nos últimos dois mil anos. Obviamente, no que diz respeito a esses críticos, não deixei claro meu raciocínio. Os judeus, tanto quanto sei, nunca praticaram a não violência como um artigo de fé ou mesmo como uma política deliberada. De fato, é um estigma contra eles que seus ancestrais crucificaram Jesus. Eles não deveriam acreditar em olho por olho e dente por dente? Eles não têm violência presente por seus opressores em seus corações? Eles não querem que os chamados poderes democráticos punam a Alemanha por sua perseguição e os livrem da opressão? Se o fizerem, não haverá não violência em seus corações. Sua não violência, se assim pode ser chamada, é a dos desamparados e fracos.

O que eu pedi é a renúncia à violência do coração e o consequente exercício ativo da força gerada pela grande renúncia. Um dos críticos diz que a opinião pública favorável é necessária para o trabalho da não violência. O escritor está evidentemente pensando na resistência passiva concebida como uma arma dos fracos. Estabeleci uma distinção entre resistência passiva dos fracos e resistência não violenta ativa dos fortes. O último pode e funciona nos dentes da oposição mais feroz, porém, acaba evocando a mais ampla simpatia do público. Sabe-se que os sofrimentos dos não violentos derreterão os corações mais inflexíveis. Eu me atrevo a dizer que, se os judeus puderem convocar para seu auxílio o poder da alma que vem apenas da não violência, Hitler se curvará diante da coragem que ele nunca experimentou em suas relações com os homens, e que, quando ela for exibida ele reconhecerá, é infinitamente superior à mostrada por seus melhores soldados. A exibição de tal coragem só é possível para aqueles que têm uma fé viva no Deus da Verdade e da Não Violência, ou seja, no Amor.

É claro que os críticos podem argumentar razoavelmente que a não violência retratada por mim não é possível para grande parte da humanidade, mas apenas para as poucas pessoas altamente desenvolvidas. Eu lutei contra essa visão e sugeri que, com o treinamento e a administração geral adequados, a não violência pode ser praticada por grande parte da humanidade.

Vejo, no entanto, que minhas observações estão sendo mal interpretadas para significar que, porque aconselho a resistência não violenta pelos judeus perseguidos, por inferência espero ou aconselho a não interferência dos poderes democráticos em nome dos judeus. Eu quase não preciso responder a esse temor. Certamente não há perigo de as grandes potências se absterem de agir por causa de qualquer coisa que eu tenha dito. Elas farão tudo o que puderem para libertar os judeus da perseguição desumana. Meu apelo tem força diante do fato de que as grandes potências se sentem incapazes de ajudar os judeus de maneira eficaz. Por isso, ofereci a receita que sei ser infalível quando tomada da maneira correta.

Todavia, a crítica mais relevante que recebi é a seguinte: como espero que os judeus aceitem minha prescrição quando eu sei que a Índia, onde estou trabalhando, onde chamo a mim mesmo de general autonomeado, não a aceitou em sua totalidade? Minha resposta é: "Bem-aventurados os que nada esperam". Eu pertenço à categoria dos abençoados, pelo menos neste caso. Depois de obter a prescrição e ter certeza de sua eficácia, senti que estaria errado se não chamasse a atenção quando vi casos em que ela poderia ser aplicada com eficiência.

**Harijan, 17 de dezembro de 1938**

# 23. A NÃO VIOLÊNCIA É INEFICAZ?

AO LIDAR COM MINHA RESPOSTA ÀS CRÍTICAS DE que os judeus têm sido não violentos há dois mil anos, o jornal *The Statesman* declara no decorrer de um editorial:

> O mundo inteiro já ouviu falar do pastor Niemoeller e dos sofrimentos da Igreja Luterana; aqui, muitos pastores e cristãos se portam bravamente diante dos tribunais populares, da violência e das ameaças; eles deram nobre testemunho da verdade sem retaliação. E que mudança de coração há na Alemanha? Escondidos em prisões e campos de concentração estão hoje, e têm estado por cinco anos, membros da Liga dos Pesquisadores da Bíblia que rejeitaram o militarismo nazista por estar em conflito com o Evangelho da paz de Cristo. E quantos alemães sabem deles ou, se sabem, fazem alguma coisa?
>
> A não violência, seja dos fracos ou dos fortes, parece, exceto em condições muito especiais, mais um evangelho pessoal do que social. A salvação de um homem pode ser deixada para ele mesmo; os políticos estão preocupados com causas, credos e minorias. O sr. Gandhi sugere que o sr. Hitler se curvaria diante da coragem "infinitamente superior à demonstrada por seus próprios soldados do Destacamento Tempestade[49]". Se assim

fosse, alguém teria imaginado que ele haveria prestado homenagem a homens como o sr. Von Ossietzky[50]. Coragem para um nazista, no entanto, parece uma virtude somente quando exibida para seus próprios partidários: em outros lugares, torna-se "a provocação insolente do canalha judeu-marxista". O sr. Gandhi ofereceu sua prescrição tendo em vista a incapacidade das grandes potências de se mover efetivamente à questão, uma incapacidade que todos deploramos e veríamos remediada. Sua simpatia pode fazer muito pelo conforto dos judeus, mas parece provável que faça menos pela sua ampliação. Cristo é o exemplo supremo da não violência, e as indignidades sobre Ele em Sua morte torturada provaram de uma vez por todas que, no sentido mundano e temporal, pode falhar irremediavelmente.

Não creio que os sofrimentos do pastor Niemoeller e outros tenham sido em vão. Eles preservaram suas dignidades intactas. Eles provaram que sua fé era igual a qualquer sofrimento. O fato de não terem sido suficientes para derreter o coração do sr. Hitler mostra apenas que ele é feito de material mais duro do que pedra. Mas o metal mais duro cede ao calor suficiente. Mesmo assim, o coração mais duro deve derreter diante da suficiência do calor da não violência? E não há limite para a capacidade da não violência de gerar calor.

Toda ação é resultante de uma multidão de forças, mesmo de natureza contrária. Não há desperdício de energia. Assim aprendemos nos livros sobre mecânica. Isto é igualmente verdade para as ações humanas. A diferença é que, em um caso, geralmente conhecemos as forças em ação e, quando o fazemos, podemos prever matematicamente a resultante. No caso das ações humanas, elas resultam de uma simultaneidade de forças, das quais a maioria não temos conhecimento, mas nossa ignorância não deve ser feita para servir à causa da descrença no poder dessas forças. Antes, nossa ignorância é motivo de maior fé. E a não violência, sendo a força mais poderosa do mundo e também a mais evasiva em seu trabalho, exige o maior exercício de fé. Do mesmo modo como acreditamos em Deus pela fé, também temos que acreditar na não violência pela fé.

O sr. Hitler é apenas um homem que não desfruta mais do que o tempo médio de vida. Ele seria uma força gasta, se não tivesse o apoio de seu povo. Não me desespero por sua resposta ao sofrimento humano, mesmo que causado por ele. Todavia, devo me recusar a acreditar que os alemães, como nação, não têm coração ou o possuem muito menor do que as outras nações da Terra. Chegará o dia em que irão se rebelar contra seu próprio herói adorado, se ele não acordar antes. E quando o fizerem, descobriremos que os sofrimentos do pastor e de seus colegas de trabalho não tiveram nada a ver com o despertar.

Um conflito armado pode trazer desastre aos exércitos alemães; ele não pode mudar o coração alemão, tanto quanto a última derrota. Ele produziu um Hitler que prometeu vingar-se dos vencedores. E que vingança é essa! Minha resposta, portanto, deve ser a resposta que George Stephenson deu a seus colegas de trabalho que se desesperavam para encher a vala profunda que tornaria a primeira ferrovia possível. Ele pediu a seus colegas incrédulos que tivessem mais fé e continuassem enchendo a vala. Não era sem fundo, e devia ser preenchida. Mesmo assim, não me desespero porque o coração do sr. Hitler ou do alemão ainda não derreteram. Pelo contrário, peço mais sofrimento e ainda mais até que o derretimento se torne visível a olho nu. E mesmo que o pastor tenha se coberto de glória, um único judeu se levantando e se recusando bravamente a se curvar ao decreto de Hitler se cobrirá de glória e liderará o caminho para a libertação dos irmãos judeus.

Afirmo que a não violência não é meramente uma virtude pessoal. Também é virtude social que deve ser cultivada como as outras. Sem dúvida a sociedade é amplamente regulada pela expressão da não violência em suas relações mútuas. O que eu peço é uma extensão dela em uma escala maior, nacional e internacional.

Eu não estava preparado para encontrar a opinião expressa pelo escritor do *The Statesman* de que o exemplo de Cristo provou de uma vez por todas que, no sentido mundano e temporal, pode falhar irremediavelmente! Embora não possa alegar ser cristão no sentido sectário, o exemplo do sofrimento de Jesus é um fator na composição de minha fé eterna na não violência, que rege todas as minhas ações mundanas e temporais. E sei que existem centenas de cristãos que acreditam da mesma forma. Jesus teria vivido e morrido em vão se não nos ensinasse a regular toda a vida pela eterna Lei do Amor.

Harijan, 7 de janeiro de 1939

# 24. Um mundo em agonia
## Um programa para a África

---

**O SUCESSO DO PROGRAMA DE NÃO VIOLÊNCIA DO** Congresso trouxe a alguns de seus líderes [a raça negra na União da África do Sul] um novo vislumbre de esperança, e o rev. Tema estava ansioso por descobrir o segredo desse sucesso.

**Rev. Tema**: Como meu povo pode tornar seu Congresso tão bem-sucedido quanto o Congresso Nacional indiano?
**Gandhi:** O Congresso se tornou bem-sucedido pelo simples fato de ter sido inaugurado pelas pessoas mais altruístas e cultas que podiam ser encontradas naquela época. Eles se tornaram representantes do povo e capturaram sua imaginação por razões de serviço e autossacrifício. Eles vieram do povo e para o povo.

Depois de descrever com detalhes os serviços e a evolução do Congresso como uma organização democrática, ele prosseguiu:

**Gandhi:** Até onde sei, não há uma multidão de africanos que se contentaria em trabalhar e viver em total falta de recursos. Entre os instruídos, não há esse altruísmo absoluto. Mais uma vez, enquanto a maioria de seus líderes é cristã, a vasta população de bantos e zulus não é. Vocês adotaram trajes e condutas europeias e, como resultado, se tornaram estranhos no meio de seu próprio povo. Politicamente, isso é uma desvantagem, pois torna difícil para vocês alcançarem o coração das massas. Vocês não devem ter medo de serem "bantoizados" ou sentir vergonha de carregar uma lança ou de andar com apenas um pequeno pano em torno de seus quadris. Um zulu ou um banto é um homem robusto e não precisa ter vergonha de mostrar seu corpo. Ele não precisa se vestir como vocês. Vocês devem se tornar africanos de novo.

## Uma frente unida não branca

Ultimamente, tem-se falado em se formar uma Frente Indo-Africana unida à Frente Não Branca na África do Sul.

**Rev. Tema:** O que o senhor acha disso?

**Gandhi:** Será um erro. Vocês não estarão reunindo forças, mas fraquezas. É melhor ajudarem-se mutuamente, cada um de pé sobre as próprias pernas. Os dois casos são diferentes. Os indianos são uma minoria microscópica. Eles nunca seriam uma "ameaça" para a população branca. Vocês, por outro lado, são filhos do solo que está sendo roubado de sua herança. Vocês são obrigados a resistir a isso: a sua questão é muito maior. Ela não deve ser confundida com a dos indianos. O que não impede o estabelecimento de relações mais amigáveis entre as duas raças. Os indianos podem cooperar com vocês de várias maneiras. Eles podem ajudá-los sempre a agir de maneira honesta em relação a vocês. Eles não podem se opor às suas aspirações legítimas ou classificá-los como "selvagens" enquanto se exaltam como pessoas "cultas", a fim de garantir concessões para si mesmos a sua custa.

**Rev. Tema:** Que tipo de relação o senhor defenderia entre essas duas raças?

**Gandhi:** A mais próxima possível. Porém, embora eu tenha abolido toda distinção entre africano e indiano, isso não significa que não reconheça a diferença entre eles. As variadas raças da humanidade são como diferentes galhos de uma árvore: uma vez que reconhecemos o caule em comum do qual nascemos, percebemos a unidade básica da família humana e não resta espaço para inimizades e competição prejudicial.

**Rev. Tema:** Devemos adotar a violência ou a não violência como um meio para nossa libertação?

**Gandhi:** Certamente a não violência em todas as circunstâncias. Contudo, vocês devem ter uma fé viva nela. Mesmo quando houver trevas impenetráveis ao seu redor, vocês não devem abandonar a esperança. Uma pessoa que acredita na não violência, acredita em um Deus vivo. Ele não pode aceitar a derrota. Portanto, meu conselho é não violência o tempo todo, mas a não violência dos corajosos, não a dos covardes.

**Rev. Tema:** Seu exemplo tem tanta influência sobre nós que estamos pensando se não seria possível que um ou dois de nossos jovens, que esperamos que se tornem líderes, venham até o senhor para um treinamento.

**Gandhi:** É uma ideia bastante boa e sólida.

**Rev. Tema:** O senhor acha que o cristianismo pode trazer salvação para a África?

**Gandhi:** O cristianismo, como é conhecido e praticado hoje, não pode trazer salvação a seu povo. É minha convicção que aqueles que hoje se chamam cristãos não conhecem a verdadeira mensagem de Jesus. Testemunhei alguns dos horrores que foram cometidos contra os zulus durante a Rebelião Zulu. Como um homem, Bambatta, seu chefe, se recusou a pagar seu imposto, toda a raça foi levada a sofrer. Eu estava no comando de um grupo de ambulâncias. Nunca esquecerei as costas dilaceradas dos zulus que haviam sofrido chicoteamentos e foram trazidos a nós para tratamento porque nenhuma enfermeira branca estava preparada para cuidar deles. E, no entanto, aqueles que perpetraram todas essas crueldades se chamavam cristãos. Eles eram "educados", eram mais bem vestidos do que os zulus, mas não eram superiores em sua moral.

**Rev. Tema:** Sempre que um líder aparece em nosso meio, ele cai um pouco depois. Ele se torna ambicioso, fica atrás de dinheiro, sucumbe ao hábito de beber ou a algum outro vício e se perde para nós. Como devemos remediar isso?

**Gandhi:** O problema não é específico de vocês. Sua liderança se mostrou ineficaz porque não surgiu das pessoas comuns. Se vocês pertencem às pessoas comuns, vivem como elas e pensam como elas, elas farão uma causa comum com vocês. Se eu estivesse no seu lugar, não pediria a um único africano que mudasse sua roupa e que se tornasse peculiar. Eu não acrescentaria nem um centímetro à sua estatura moral.

Harijan, 18 de fevereiro de 1939

# 25. Democracia e não violência

---

**UM AMIGO AMERICANO QUER SABER:**

**P.:** Por que o senhor afirma que: "A democracia só pode ser salva através da não violência"?

**Gandhi:** Porque a democracia, enquanto for sustentada pela violência, não pode prover para os fracos ou protegê-los. Minha noção de democracia é que, sob ela, os mais fracos devem ter a mesma oportunidade que os mais fortes. Isso não pode acontecer jamais a não ser através da não violência. Atualmente, nenhum país no mundo mostra uma consideração condescendente com os vulneráveis. O mais fraco, como é dito, vai para o paredão. Observe seu próprio caso: sua terra pertence a alguns proprietários capitalistas. O mesmo se aplica à África do Sul. Essas grandes propriedades só podem ser sustentadas pela violência velada, ou até mesmo aberta. A democracia ocidental, como funciona hoje, é diluída no nazismo ou no fascismo. Na melhor das hipóteses, é apenas uma capa para esconder as tendências nazistas e fascistas do imperialismo. Por que existe a guerra hoje, se não para a satisfação do desejo de compartilhar os despojos? Não foi através de métodos democráticos que a Grã-Bretanha colonizou a Índia. Qual é o significado da democracia sul-africana? Sua própria Constituição foi elaborada para proteger o homem branco contra o homem negro, o ocupante natural. Sua própria história é talvez ainda mais sombria, apesar do que os estados do Norte fizeram pela abolição da escravidão. A maneira como vocês têm tratado os negros apresenta um registro desonroso. E é para salvar essas democracias que a guerra vem sendo travada. Há algo muito hipócrita nisso. Agora mesmo estou pensando em termos de não violência e tentando expor a violência em sua nudez.

A Índia está tentando desenvolver a verdadeira democracia, ou seja, sem violência. Nossas armas são as do satyagraha, expressas através das rodas de fiar, das aldeias industriais, da educação primária ao artesanato, da remoção da intocabilidade, da harmonia comunitária, da proibição e organização não violenta do trabalho como em Ahmedabad. Isso significa esforço das massas e educação em massa. Temos grandes agentes para realizar essas atividades. Eles são puramente voluntários, e sua única sanção é servir aos mais humildes.

Essa é a parte permanente do esforço não violento. A partir dele, cria-se a capacidade de oferecer resistência não violenta, denominada de não cooperação e desobediência civil, que podem culminar na recusa em massa de pagar aluguel e impostos. Como o senhor sabe, nós tentamos a não cooperação e a desobediência civil em larga escala e com bastante sucesso. O experimento tem a promessa de um futuro brilhante. Até agora nossa resistência tem sido a dos fracos; o objetivo é desenvolver a resistência dos fortes. Suas guerras jamais garantirão a segurança da democracia, mas o experimento da Índia pode e garantirá, se as pessoas chegarem até o fim ou, em outras palavras, se Deus me der a sabedoria e a força necessárias para concretizar o experimento.

Harijan, 18 de maio de 1940

# 26. COMO COMBATER O HITLERISMO

QUALQUER QUE SEJA O RESULTADO FINAL DE Hitler, sabemos o que o hitlerismo passou a significar: uma força pura e implacável, que foi reduzida a uma ciência exata e trabalhada com precisão científica. Em seu efeito, torna-se quase irresistível.

Nos primeiros dias de satyagraha, quando ele ainda era conhecido como resistência passiva, o jornal *The Star* de Joanesburgo, agitado pela visão de um punhado de indianos completamente desarmados e incapazes de violência organizada, mesmo que a desejassem, se opondo a um governo armado de maneira opressiva, publicou uma charge em que este último era retratado como um rolo compressor representando a força irresistível, e a resistência passiva era retratada como um elefante imóvel e se firmando confortavelmente em seu assento. Isso foi marcado como uma força irremovível. O chargista teve uma verdadeira visão do duelo entre as forças irresistíveis e irremovíveis. Foi então um impasse. A sequência nós conhecemos. O que foi descrito, e parecia ser irresistível, resistiu com sucesso pela força imóvel do satyagraha, chame de sofrimento sem retaliação.

O que se tornou verdade ali pode ser igualmente verdade agora. O hitlerismo nunca será derrotado pelo contra-hitlerismo. Ele só pode produzir um hitlerismo superior e elevado ao máximo grau. O que está acontecendo diante de nossos olhos é uma demonstração da futilidade da violência como também do hitlerismo.

Deixe-me explicar o que quero dizer com a falha do hitlerismo. Ele roubou a liberdade das pequenas nações. Ele compeliu a França a intentar uma ação pela paz. Provavelmente, até o momento em que isto estiver impresso, a Grã-Bretanha terá decidido seu curso. A queda da França é suficiente para meu argumento. Penso que os estadistas franceses demonstraram rara coragem em se curvar ao inevitável e se recusar a participar de um massacre sem sentido. Não há sentido em a França sair vitoriosa se a aposta estiver na verdade perdida. A causa da liberdade se torna uma zombaria se o preço a ser pago é a destruição total daqueles que devem gozar de liberdade. Torna-se então uma saciedade ingloriosa de ambição. A bravura do soldado francês é mundialmente conhecida, mas deixe o mundo conhecer também a grande coragem dos estadistas franceses em pedir pela paz. Eu presumi que os estadistas franceses deram o passo de uma maneira perfeitamente honrosa, como verdadeiros soldados. Espero que o sr. Hitler não imponha termos humilhantes, mas mostre que, embora possa lutar sem piedade, ele pode pelo menos firmar a paz com misericórdia.

Mas para retomar a discussão: o que Hitler fará com sua vitória? Ele pode digerir tanto poder? Pessoalmente ele ficará de mãos tão vazias quanto seu antecessor não muito remoto, Alexandre. Para os alemães, ele não deixará o prazer de possuir um poderoso império, mas o fardo de sustentar seu peso esmagador. Pois eles não serão capazes de manter todas as nações conquistadas em submissão perpétua. E duvido que os alemães das gerações futuras tenham orgulho absoluto dos atos pelos quais o hitlerismo será considerado responsável. Eles respeitarão o sr. Hitler como um gênio, como um homem corajoso, um organizador incomparável e muito mais. Todavia, espero que os alemães do futuro tenham se instruído sobre a capacidade de discriminação até mesmo de seus heróis. De qualquer forma, acredito que será admitido que todo o sangue que tem sido derramado por Hitler não terá acrescentado uma milionésima parte de um centímetro à estatura moral do mundo.

Contra isso, imagine o estado da Europa hoje se tchecos, poloneses, noruegueses, franceses e ingleses dissessem a Hitler: "Você não precisa se preparar cientificamente para a destruição. Nós enfrentaremos sua violência com a não violência. Você poderá, portanto, destruir nosso exército não violento sem tanques, navios de guerra e aeronaves". Poder-se-ia retrucar que a única diferença seria que Hitler teria conseguido sem lutar o que ganhou com uma luta sangrenta. Exatamente. A história da Europa seria então escrita de maneira diferente. A posse talvez (mas somente talvez) tivesse sido tomada sob resistência não violenta, como foi tomada agora após a prática de barbaridades incalculáveis. Sob a não violência, teriam sido mortos apenas aqueles que se treinaram para serem mortos, se necessário, mas sem matar ninguém e sem causar maldade a ninguém. Ouso dizer que, nesse caso, a Europa teria acrescentado vários centímetros a sua estatura moral. E, no final, espero que seja o valor moral que conte. Todo o resto é desprezível.

Escrevi estas linhas para os poderes europeus, mas elas são feitas para nós mesmos. Dirigindo meu argumento para meu país, não é hora de declarar nossa fé imutável na não violência dos fortes e dizer que não procuramos defender nossa liberdade com a força das armas, mas vamos defendê-la com a força da não violência?

Harijan, 22 de junho de 1940

# 27. COMO CULTIVAR O AHIMSA?

DESDE SEMPRE NÓS CONSIDERAMOS A RODA DE fiar, o artesanato da aldeia etc. como os pilares do ahimsa, e de fato são. Eles devem se sustentar. Mas agora temos que dar um passo adiante. É claro que um devoto do ahimsa se baseará na não violência em todas as suas relações com seus pais, filhos, esposa, empregados, dependentes, se ele ainda não o fez. Porém, o verdadeiro teste será em tempos de distúrbios políticos ou comunitários, ou sob a ameaça de ladrões e criminosos. A simples determinação de dar a vida sob tais circunstâncias não é suficiente. Deve haver a qualificação necessária para fazer o sacrifício. Se sou hindu, devo confraternizar com os muçulmanos e os demais. Ao lidar com eles, não posso fazer distinção entre meus correligionários e aqueles que podem pertencer a uma fé diferente. Eu procuraria oportunidades para servi-los sem nenhum sentimento de medo ou de antinaturalidade. A palavra "medo" não pode ter lugar no dicionário do ahimsa. Assim, tendo se qualificado por seu serviço altruísta, um devoto do puro ahimsa estará em posição de fazer uma oferta adequada de si mesmo em uma conflagração comunitária. Da mesma forma, para enfrentar a ameaça de ladrões e criminosos, ele precisará entrar e cultivar relações amistosas com as comunidades das quais eles geralmente saem.

Um brilhante exemplo desse tipo de trabalho é fornecido por Ravishankar Maharaj. Seu trabalho entre as tribos criminosas de Guzerate suscitou elogios até das autoridades do estado de Baroda. Existe um campo quase ilimitado para esse tipo de trabalho, e que não exige nenhum outro talento além do puro amor. Ravishankar Maharaj é um completo estranho para um britânico. Mesmo seu conhecimento de guzerate quase não é suficiente para o uso diário, mas Deus o abençoou com um ilimitado amor ao próximo. Sua simplicidade conquista facilmente todos os corações e é a inveja de todos. Deixe seu exemplo fornecer uma sugestão e inspiração para todos aqueles que possam estar igualmente envolvidos em outros campos do satyagraha.

**Harijan, 21 de julho de 1940**

# 28. E A "MAIORIA MAIS FRACA"?

O PROF. TIMUR, DA UNIVERSIDADE ISLAMIA, EM PESHAWAR, ESCREVE:

> O mundo está em dívida com o senhor por revelar a ele os valores ocultos da não violência nesses tempos difíceis. A experiência que o senhor deseja fazer ao defender a Índia contra a agressão estrangeira sem o uso das armas seria o experimento moral mais ousado de todos os tempos. Existem dois resultados possíveis nesse caminho: a consciência dos invasores ser despertada pelo amor dos invadidos e eles se arrependerem de seus pecados; ou os invasores orgulhosos considerarem a não violência como um sinal de fraqueza e degeneração física, e assim acharem correto subjugar, dominar e explorar um povo fraco. Esta é a doutrina de Nietzsche que é seguida na prática por Hitler. Há uma grande perda em tal conquista dos fisicamente fracos pelos fisicamente fortes. Alguns membros teimosos da nação conquistada podem se recusar a oferecer lealdade aos conquistadores, mas a grande maioria sempre submete e adota maneiras servis para preservar sua existência. Entre eles podem ser encontrados grandes cientistas, filósofos e artistas. Gênio e força moral nem sempre são combinadas no mesmo homem. O

homem forte não precisa de exércitos para defender sua liberdade, ele sacrifica seu corpo para preservar sua alma. Tais homens são, no entanto, poucos e distantes entre si. É a maioria fraca que precisa de proteção. A questão é como protegê-la por métodos não violentos. Essa é a verdadeira dificuldade que todo patriota sente quando pensa em adotar a não violência para a defesa de seu país.

A fraca maioria, sem dúvida, precisa de proteção. Se todos fossem soldados do ahimsa ou do himsa[51], nenhuma pergunta como a chamada para discussão surgiria nestas colunas. Existe sempre uma maioria fraca que deseja proteção contra os estragos do homem. Conhecemos o método ortodoxo. O nazismo é seu resultado lógico. É uma resposta a um desejo definido. Um erro terrível perversamente perpetrado contra uma nação inteira que clamou por reparação. E Hitler surgiu para vingá-la. Qualquer que seja o destino final da guerra, a Alemanha não será humilhada novamente. A humanidade não resistirá a um segundo ultraje. Mas, ao tentar vingar o errado pelo método da violência, feita de uma maneira muito perto da perfeição, Hitler brutalizou não apenas os alemães, mas uma grande parte da humanidade. Ainda não atingimos o fim disso. A Grã-Bretanha, por sua vez, enquanto se apega ao método ortodoxo, deverá copiar o método nazista, se ela for fazer uma defesa bem-sucedida. Assim, o resultado lógico do método violento parece cada vez mais brutalizar o homem, incluindo "a maioria fraca", pois deve dar a seus defensores a medida necessária de cooperação.

Agora, imagine a mesma maioria defendida com o método da não violência. Como não admite grosseria, fraude ou maldade, ele deve elevar o tom moral dos defensores. Portanto, haverá um aumento correspondente no tom moral da "maioria fraca" a ser defendida. Sem dúvida, haverá diferença de grau, mas não de natureza.

O problema surge, todavia, quando consideramos as maneiras e os meios de trabalhar o método não violento. Ao trabalhar o outro, não há dificuldade em obter o material humano. Assim, esse caminho parece fácil. Para conseguir defensores não violentos, temos que selecionar e escolher. O dinheiro não pode comprá-los. O processo não violento é totalmente diferente daquele geralmente conhecido. Só posso dizer que minha própria experiência na organização de ações não violentas por meio século me enche de esperança no futuro. Ele tem conseguido, em uma medida marcante, proteger a "maioria fraca". Mas meio século não é nada para descobrir as possibilidades ocultas dessa força e trabalhá-las. Estes, portanto, como os correspondentes que são atraídos pela não violência, deveriam, de acordo com sua capacidade e oportunidade, participar do experimento. Ele entrou em um estágio muito interessante; embora ao mesmo tempo mais difícil. Estou navegando em águas desconhecidas. Tenho que fazer sondagens a cada meia hora. A dificuldade apenas me prepara para a luta.

Harijan, 11 de agosto de 1940

# 29. Algumas críticas respondidas

DEVO DIZER POR QUE ACHO QUE AS NAÇÕES EM guerra não sabem pelo que estão lutando. Eu havia usado a expressão "nações em guerra", não "povos da Europa". Esta não é uma distinção sem diferença. Fiz distinção entre as nações e seus líderes. Os líderes, é claro, sabem pelo que estão lutando. Não admito que eles estejam certos, mas nem os ingleses, nem os alemães, nem os italianos sabem pelo que estão lutando; eles confiam em seus líderes e, portanto, os seguem. Eu afirmo que isso não é suficiente quando a estaca é tão sangrenta e impressionante como durante a guerra atual. Talvez seja uma causa comum que alemães e italianos não saibam por que crianças inglesas devem ser abatidas a sangue-frio, e suas belas casas, destruídas. Na África do Sul, durante as Guerras dos Bôeres, quando perguntei aos soldados britânicos pelo que estavam lutando, eles não puderam me dizer. O "estamos certos disso" não era o porquê. Eles nem sabiam para onde estavam marchando. O povo britânico não seria capaz de me dar uma resposta mais satisfatória se eu estivesse em Londres e indagasse o motivo de seus soldados estarem causando estragos em Berlim. Segundo a imprensa, se confiamos em seus relatos, a habilidade e o valor britânico causaram mais estragos em Berlim do que os alemães em Londres. O que o povo alemão fez contra o povo britânico? Foram seus líderes que fizeram. Condene-os, sem dúvida, mas por que destruir os lares e a vida civil alemã? Que diferença faz para os mortos, os órfãos e os sem-teto se a louca destruição é feita sob o nome de totalitarismo ou o santo nome de liberdade ou democracia? Afirmo com toda a humildade, mas com toda a força ao meu comando, que liberdade e democracia se tornam profanas quando suas mãos são tingidas de vermelho com sangue inocente. Ouço o Cristo vivo dizendo: "Esses supostos filhos meus não sabem o que estão fazendo. Eles tomam o nome de meu Pai em vão, pois desobedecem ao comando central de meu Pai". Se meus ouvidos não me enganam, eu errei em boa companhia, se é que errei.

E por que proferi a verdade? Porque estou confiante de que Deus me fez o instrumento para mostrar o melhor caminho. Se a Grã-Bretanha busca justiça, ela deve comparecer perante a corte imperial de Deus com as mãos limpas. Ela não defenderá a liberdade e a democracia seguindo métodos totalitários no que diz respeito à guerra. Ela não será capaz de refazer seus passos depois de derrotar Hitler na guerra. A última guerra é uma lição retumbante. Sua vitória, se alcançada, será uma armadilha e uma ilusão. Eu sei que minha voz clama no deserto. Mas um dia parecerá verdade. Se a liberdade e a democracia devem ser verdadeiramente salvas, será apenas através da resistência não violenta, mas não menos corajosa, nem menos gloriosa do que a resistência violenta. E será infinitamente mais corajosa e mais gloriosa, porque dará vida sem tirar nenhuma.

Harijan, 29 de setembro de 1940

# 30. A NÃO VIOLÊNCIA E O ABUSO DE MULHERES

**NA NOITE DE 29 DE DEZEMBRO DE 1945, GANDHI** conheceu cerca de duzentos homens e mulheres de Mahishadal e das aldeias vizinhas. Entre eles, incluíam-se trabalhadores locais e vítimas de atrocidades policiais e militares durante a revolta de 1942[52]. Gandhi abriu para perguntas. A primeira delas foi se eles deveriam permanecer não violentos, mesmo diante de suas mulheres sendo desonradas. Eles acreditavam no sofrimento pelo swaraj. Eles acreditavam que qualquer saída da não violência atrasaria a vinda do swaraj. Então, o que poderiam fazer em casos de abuso sexual de suas mulheres?

Gandhi respondeu que lhe tinham feito essa mesma pergunta em 1920 e 1921 e só poderia repetir a resposta que deu então. A questão revelou a ignorância da não violência e também do swaraj em sua concepção. Ele não queria o swaraj à custa da honra das mulheres. Se o que passou como não violência não lhes permitiu proteger a honra das mulheres ou se não permitiu que elas mesmas o fizessem, não foi não violência. "Acredite, é algo bem diferente", e ele explicou o que escrevera no livro *Swaraj hindi ou governo local indiano* em 1909. Gandhi observou que a experiência havia acrescentado força ao argumento. "Afinal, quem protegeu Sita de Ravana? O poeta nos diz que sua pureza era tal que Ravana não ousou dar um fim a ele sem o consentimento dela."

No fim das contas, ele os advertiu de que se alguém o procurasse com o argumento de que eles não poderiam proteger a honra de suas mulheres porque haviam feito o voto de não violência, ele não lhes daria trégua. A não violência nunca deve ser usada como um escudo para a covardia. Ela era a arma dos corajosos. Ele preferiria que eles morressem lutando violentamente do que se tornassem testemunhas desamparadas de tais atrocidades. Um homem de fato não violento nunca viveria para contar a história dessas crueldades. Ele teria dado sua vida no local em resistência não violenta.

Nesse contexto, lembro-me do obstinado Fronteira Gandhi[53], para quem os adeptos do Khudai Khidmatgar[54] fizeram esta mesma pergunta: "E se o canalha não o matar, mas em vez disso o amarrar e amordaçar, para que seja forçado a ser uma testemunha silenciosa de sua transgressão?", eles indagaram depois de ouvir sua resposta, que era praticamente a mesma que ele deu ao povo em Mahishadal. Ele respondeu:

> Eu lutarei para romper as amarras ou me arrebentarei com o esforço. De maneira alguma serei uma testemunha impotente. Quando essa intensidade de sentimento estiver presente, Deus virá em seu auxílio e, de uma forma ou de outra, o poupará da agonia de ser uma testemunha viva de tal ato.

**Harijan, 10 de fevereiro de 1946**

# 31. O FARDO DO HOMEM BRANCO!

A RESISTÊNCIA PASSIVA VISA À REMOÇÃO DAS LEIS E dos costumes maus ou outros males da maneira mais aprovada, e é projetada para ser uma substituta completa e eficaz dos métodos forçados, incluindo o comportamento destrutivo e a lei de linchamento. É um apelo ao coração do homem. Muitas vezes, a razão falha. É diminuída por si mesma. A teoria é que um apelo adequado ao coração nunca falha. O fracasso na semeadura não é culpa da lei do satyagraha, mas da incompetência dos satyagrahis por qualquer causa induzida. Pode não ser possível fornecer uma instância histórica completa. O nome de Jesus imediatamente chega aos lábios: é um exemplo de falha brilhante. E ele foi aclamado no Ocidente como o príncipe dos resistentes passivos. Eu mostrei anos atrás, na África do Sul, que o adjetivo "passivo" era um nome impróprio, pelo menos da maneira aplicada a Jesus. Ele talvez seja o resistente mais ativo conhecido pela história. A resistência dele era a não violência por excelência. Mas não devo mais me afastar de meu assunto principal. É a resistência do tipo de Jesus que os subversivos brancos estão tentando frustrar. Esperemos que a resistência heroica de nossos compatriotas não apenas constranja os desordeiros a se calar, mas que seja o precursor da revogação da lei que desfigura a legislação da África do Sul. Na forma concreta, o que o sofrimento puro e totalmente unilateral faz é instigar a opinião pública contra um erro. Afinal, os legisladores são representantes do público. Em obediência a isso, eles cometeram um erro. Eles precisam reverter o processo quando o mesmo público, despertado para o errado, exige sua remoção.

O verdadeiro "fardo do homem branco" não é dominar de maneira insolente as pessoas de cor ou negras sob o disfarce de proteção, é desistir da hipocrisia que as está consumindo. Chegou a hora de os homens brancos aprenderem a tratar todo ser humano como seu igual. Não há mistério sobre a brancura da pele. Foi provado repetidamente que, ao se dar a mesma oportunidade a um homem, seja ele de qualquer cor ou país, ele é completamente igual a qualquer outro.

Portanto, homens brancos em todo o mundo, e especialmente os da Índia, devem agir sobre seus semelhantes na África do Sul e exortá-los a não incomodar os resistentes indianos que estão lutando de maneira corajosa para preservar a dignidade dos indianos na União e na honra de sua pátria. "Faça aos outros como gostaria que eles fizessem a você." Ou tomam em vão o nome daquele que disse isso? Eles baniram de seus corações o grande asiático de cor que deu ao mundo a mensagem acima? Esqueceram que os maiores professores da humanidade eram todos asiáticos e não possuíam rosto branco? Se eles descessem à Terra e fossem para a África do Sul, todos teriam que viver em áreas segregadas e ser classificados por lei como asiáticos e pessoas de cor impróprios para serem iguais aos brancos.

Uma civilização digna de seu nome requer para sua existência o suporte muito duvidoso da legislação racial e da lei de linchamento? O lado positivo da nuvem que paira sobre as cabeças devotas de nossos compatriotas está na ação corajosa do rev. Scott, um clérigo branco, e de seus colegas igualmente brancos, que se comprometeram a compartilhar os sofrimentos dos resistentes indianos.

**Harijan, 30 de junho de 1946**

## 32. COMO CANALIZAR O ÓDIO

O ÓDIO ESTÁ NO AR, E OS AMANTES INTOLERANTES do país se alegrarão em tirar proveito disso, se puderem, através da violência, para promover a causa da independência. Lembro que isso é errado em qualquer momento e em qualquer lugar, porém, é mais errado e impróprio em um país onde os combatentes pela liberdade declararam ao mundo que sua política é a verdade e a não violência. O ódio, eles argumentam, não pode ser transformado em amor. Aqueles que acreditaram na violência a usarão naturalmente dizendo: "Mate seu inimigo, machuque-o e danifique sua propriedade sempre que puder, seja aberta ou secretamente, conforme a necessidade". O resultado será um ódio mais profundo e, em contra-ataque, a vingança sendo liberada dos dois lados. A guerra recente, cujos membros morreram há pouco tempo, proclama em voz alta a falência desse uso do ódio. E resta saber se os chamados vencedores realmente venceram ou se não se deprimiram ao procurar e tentar deprimir seus inimigos. Na melhor das hipóteses, esse é um jogo ruim.

Alguns filósofos de ação neste país aprimoram o modelo e dizem: "Nunca mataremos nosso inimigo, mas destruiremos sua propriedade". Talvez eu lhes faça uma injustiça quando chamo de "sua propriedade", pois o mais notável é que o chamado inimigo não produziu nenhuma propriedade dele mesmo, e pelo pouco que conseguiu, ele nos fez pagar. Portanto, o que destruímos é realmente nosso. A maior parte, seja em homens ou coisas, ele produz aqui. Então, o que ele realmente tem é a custódia disso. Temos que pagar muito caro pela destruição, e os inocentes é que são obrigados a isso. Essa é a implicação do imposto punitivo e tudo o que ele carrega. Assim, a não violência, no mero sentido de não matar, não me parece qualquer melhoria na técnica da violência. Significa tortura lenta e, quando a lentidão se tornar ineficaz, voltaremos imediatamente à matança e à bomba atômica, que é a modernidade da violência hoje. Por isso, sugeri em 1920 o uso da não violência e sua inevitável companheira gêmea, a verdade, para canalizar o ódio em seu canal apropriado. O odiador não odeia por causa do ódio, mas porque quer afastar de seu país os seres odiados. Ele, por consequência, facilmente alcançará o seu objetivo tanto por meios não violentos quanto por meios violentos. Nos últimos vinte e cinco anos, de boa ou má vontade, o Congresso falou às massas a favor da não violência e contra a violência para recuperar nossa liberdade perdida. Também descobrimos através do nosso progresso que, na aplicação da não violência, fomos capazes de alcançar a mente das populações bem depressa e muito mais do que antes. E, no entanto, se a verdade é dita como deve ser, nossa ação não violenta tem sido tímida. Muitos pregaram sobre a não violência com os lábios enquanto abrigavam a violência no peito. Porém, a mente simples dos grupos compreendeu o significado secreto escondido em nosso seio, e a reação inconsciente não foi tão completa quanto poderia ter sido. A hipocrisia agiu como uma ode à virtude, mas nunca poderia tomar seu lugar. E por isso eu pleiteio a não violência e ainda mais não violência. Faço isso não sem conhecimento, mas com sessenta anos de experiência atrás de mim.

Este é o momento crítico, pois as massas mudas estão morrendo de fome hoje. Há muitas maneiras que se sugerem ao sábio leitor sobre como aplicar os cânones da não violência às necessidades atuais do país. O hipnotismo do I. N. A. [Exército Nacional Indiano*] lançou seu feitiço sobre nós. O nome de Netaji[55] é um que devemos conjurar. Seu patriotismo é inigualável (eu uso o tempo presente intencionalmente). Sua bravura brilha em todas as suas ações. Ele mirou alto, mas falhou. Quem nunca falhou? Nós iremos mirar alto e mirar bem. Não é para qualquer um comandar com sucesso. Meu louvor e admiração não podem ser maiores, pois eu sabia que a ação dele estava fadada ao fracasso, e que eu teria dito isso mesmo se Netaji tivesse trazido seu I. N. A. vitorioso para a Índia, porque as massas não teriam se formado dessa maneira.

A lição que Netaji e seu exército nos trazem é sobre autossacrifício, unidade independentemente de classe e comunidade, e disciplina. Se nossa adoração for sábia e distinta, copiaremos rigidamente essa trindade de virtudes, mas renunciaremos à violência de maneira implacável. Eu não acredito que o homem do I. N. A. pensa ou diz que pode libertar as massas da Índia da escravidão pela força das armas. Contudo, se ele é fiel a Netaji, e ainda mais ao país, então se dedicará a ensinar às massas, homens, mulheres e crianças, a serem corajosas, abnegadas e unidas. A essa altura, seremos capazes de permanecer erguidos diante do mundo. Porém, se agir apenas como soldado armado, ele somente dominará as massas, e o fato de ser um voluntário não terá muita importância. Portanto, eu acolho a declaração feita pelo capitão Shah Nawaz[56] de que para ser digno de Netaji por ter chegado a solo indiano ele atuará como um humilde soldado da não violência nas fileiras do Congresso.

**Harijan, 24 de fevereiro de 1946**

---

\* O Exército Nacional Indiano (I. N. A. na sigla em inglês), formado em Cingapura em 1941-42, esperava, sob a liderança de Netaji Subhas Chandra Bose, libertar a Índia do domínio britânico. Quando os britânicos recuperaram Cingapura e Birmânia, os homens do I. N. A. foram feitos prisioneiros pelos britânicos e julgados na Índia.

# 33. QUE VERGONHA!
## NENHUM ÁLIBI MORAL

TORNOU-SE MODA NOS DIAS DE HOJE ATRIBUIR todas essas manifestações horríveis às atividades dos baderneiros. Dificilmente nos refugiamos nesse álibi moral. Quem são os vândalos, afinal? Eles são nossos próprios compatriotas, e enquanto qualquer compratriota se entregar a tais atividades, não poderemos renunciar à responsabilidade por eles de maneira consistente com a afirmação de que somos um único povo. Pouco importa se os responsáveis pelos acontecimentos são denunciados como bandidos contratados ou se são elogiados como patriotas – elogios e culpas também devem pertencer a nós. O único caminho valoroso e apropriado para aqueles que aspiram a ser livres é aceitá-los enquanto cumprimos nosso dever.

### "O caminho do Senhor"

Ao comer, ao dormir e no desempenho de outras funções físicas, o homem não é diferente do animal. O que o distingue do animal é seu esforço incessante de se elevar no plano moral. A humanidade está na encruzilhada: ela tem que fazer sua escolha entre a lei da selva e a lei da humanidade. Nós, na Índia, deliberadamente fizemos nossa escolha nos últimos vinte e cinco anos, mas temo que, enquanto professamos seguir o caminho mais elevado, nossa prática nem sempre esteja em conformidade. Sempre proclamamos dos telhados que a não violência é o caminho dos corajosos, mas há alguns entre nós que colocaram o ahimsa em descrédito ao usá-lo como a arma dos fracos. Em minha opinião, permanecer como espectador passivo dos tipos de crimes que Bombaim testemunhou nos últimos dias é covardia. Deixe-me dizer com toda a humildade que o ahimsa pertence aos corajosos. Pritam cantou: "O caminho do Senhor é para os corajosos, não para os covardes". A propósito, o Senhor aqui significa o caminho da não violência e da verdade. Eu já disse que não considero Deus de outro modo que não seja a verdade e a não violência. Se você aceitou a doutrina do ahimsa sem uma plena compreensão de suas implicações, tem a liberdade de repudiá-lo. Acredito em confessar os erros e corrigi-los, isso fortalece a pessoa e purifica a alma. O ahimsa pede que a força e a coragem sofram sem retaliação, que recebam golpes sem retribuir nenhum. Mas isso não esgota seu significado. O silêncio se torna covardia quando a ocasião exige falar toda a verdade e agir de acordo com ela. Temos que cultivar essa coragem se quisermos conquistar a independência da Índia através da verdade e da não violência, como proclamado pelo Congresso. Esse é um ideal para o qual vale a pena viver e morrer. Todos os que o aceitaram devem sentir que, enquanto uma única mulher ou criança britânica for agredida, isso será um desafio a seu credo de não violência, e você deverá proteger a vítima ameaçada, mesmo ao custo de sua própria vida. Então, sozinho, você terá o direito de cantar: "O caminho do Senhor é para os corajosos, não para os covardes". Atacar mulheres e crianças indefesas porque se tem uma queixa contra o atual governo, dificilmente o tornará um ser humano.

**Harijan, 7 de abril de 1946**

## 34. Religião *versus* sem religião

**UM CORRESPONDENTE ESCREVE:**

No jornal Harijan Bandhu do dia 5 de maio o senhor escreveu que sua não violência contempla a destruição de animais perigosos para a humanidade, como leopardos, lobos, cobras, escorpiões.
O senhor não acredita em dar comida para cães etc. Várias pessoas, além dos guzerates, consideram a alimentação de cães como um ato meritório. Essa crença pode não ser justificável em tempos de escassez de alimentos como o presente. No entanto, devemos lembrar que esses animais podem ser muito úteis para o homem; podemos alimentá-los e trabalhar com eles.
Uma das vinte e sete perguntas que o senhor fez a Shri Raichandbhai[57], de Durban, foi: "O que um devoto deve fazer quando uma cobra o ataca?". A resposta: "Ele não deve matar a cobra e, se ela o morder, deve permitir que o faça". Como o senhor pode falar diferente agora?

Eu escrevi muito sobre esse assunto no passado. Naquela época, o tópico era sobre a matança de cães raivosos. Houve muita discussão, mas tudo isso parece ter sido esquecido.

Minha não violência não é meramente bondade para todos os seres vivos. A ênfase colocada na sacralidade da vida sub-humana no jainismo[58] é compreensível. Mas isso nunca pode significar que alguém deve ser gentil com essa vida em detrimento da vida humana. Enquanto escrevia sobre o sagrado de tal vida, considero que o sagrado da vida humana foi dado como certo. O primeiro foi enfatizado demais, e, ao colocá-lo em prática, a ideia sofreu distorção. Por exemplo, há muitos que obtêm satisfação completa ao alimentar formigas. Parece que a teoria se tornou um dogma cravado na madeira e sem vida. Hipocrisia e distorção estão passando nos dias de hoje sob o nome de religião.

O ahimsa é o ideal mais elevado. Ele é para os corajosos, nunca para os covardes. Beneficiar-se com a matança dos outros e iludir-se com a crença de que alguém está sendo muito religioso e não violento é simplesmente decepcionar a si mesmo.

Um suposto defensor da não violência não ficará em uma vila visitada diariamente por um leopardo. Ele fugirá e, quando alguém matar o animal, retornará para cuidar de sua casa e sua família. Isso não é não violência. Esta é a violência de um covarde. O homem que matou o leopardo pelo menos deu uma prova de alguma coragem. O homem que tira proveito do assassinato é um covarde. Ele nunca pode esperar conhecer a verdadeira não violência.

Na vida é impossível evitar a violência completamente. Surge a questão: onde se deve traçar a linha? Ela não pode ser a mesma para todos. Embora em sua essência o princípio seja o mesmo, ainda assim, todos o aplicam a sua maneira. O que é a comida de um homem pode ser o veneno de outro. Comer carne é um pecado para mim; no entanto, para outra pessoa, que sempre viveu de carne e nunca viu nada de errado nisso, desistir simplesmente para me copiar será um pecado.

Se eu quiser ser agricultor e ficar na floresta, terei que usar a mínima violência inevitável para proteger meus campos. Terei que matar macacos, pássaros e insetos que devoram minhas colheitas. Se não desejar fazê-lo, terei que contratar alguém para fazer isso por mim. Não há muita diferença entre as duas coisas. Permitir que as culturas sejam devoradas por animais em nome do ahimsa, enquanto houver fome na terra, certamente é um pecado. O mal e o bem são termos relativos. O que é bom sob certas condições pode se tornar um mal ou um pecado sob um conjunto diferente de condições.

O homem não deve se afogar no poço de regras e preceitos, mas mergulhar em seu vasto oceano e trazer pérolas. A cada passo ele tem que usar seu discernimento quanto ao que é ahimsa e o que é himsa. Nisso não há espaço para vergonha ou covardia. O poeta disse que o caminho que leva a Deus é para os corajosos, nunca para os covardes.

Finalmente, o conselho de Raichandbhai para mim foi que, se eu tivesse coragem, se quisesse ver Deus face a face, deveria me deixar ser mordido por uma cobra em vez de matá-la. Nunca matei uma cobra antes ou depois de receber essa carta. Isso não é questão de crédito para mim. Meu ideal é poder brincar sem medo com cobras e escorpiões. Porém, até agora é apenas um desejo. Se, e quando, será realizado, eu não sei. Em todo lugar, deixei meu povo matar os dois. Eu poderia tê-los impedido se quisesse, mas como? Não tive coragem de pegá-los com minhas próprias mãos e ensinar a meus companheiros uma lição de intrepidez. Tenho vergonha de não poder fazê-lo, mas minha vergonha não poderia beneficiá-los ou a mim mesmo.

Se Deus me favorecer, algum dia ainda poderei alcançar essa coragem. Enquanto isso, considero meu dever agir como afirmei acima. A religião é uma coisa a ser vivida, não é mero sofisma.

**Harijan, 9 de junho de 1946**

# 35. Diferenças com os socialistas

**P.: QUAL É A DIFERENÇA ENTRE A SUA TÉCNICA E A** dos comunistas ou socialistas para alcançar o objetivo da igualdade econômica?

**Gandhi:** Os socialistas e comunistas dizem que nada podem fazer para alcançar a igualdade econômica hoje. Eles apenas farão propaganda em seu favor e acreditam em gerar e acentuar o ódio para esse fim. Eles dizem que, quando tiverem controle sobre o Estado, garantirão a igualdade. De acordo com meu plano, o Estado estará lá para realizar a vontade do povo, não para impor ordens ou forçá-los a fazer sua vontade. Trarei igualdade econômica através da não violência, convertendo as pessoas a meu ponto de vista, armando as forças do amor contra o ódio. Não esperarei até converter toda a sociedade à minha opinião, mas logo começarei comigo mesmo. Não preciso dizer que não posso esperar obter a igualdade econômica de minha concepção se sou dono de cinquenta automóveis ou mesmo de quinze acres de terra. Para isso, tenho que me reduzir ao nível dos mais pobres. É isso que venho tentando fazer nos últimos cinquenta anos ou mais, e por esse motivo afirmo ser um dos principais comunistas, apesar de usar carros e outras instalações que os ricos me oferecem. Eles não têm poder sobre mim, e eu posso dispensá-los a qualquer momento, se os interesses das massas o exigirem.

**Harijan, 31 de março de 1946**

# 36. Os judeus e a Palestina

EU ACREDITO QUE OS JUDEUS FORAM CRUELMENTE prejudicados pelo mundo. "Gueto", até onde sei, é o nome dado aos bairros judeus em muitas partes da Europa. Mas, se não fosse por sua perseguição desumana, provavelmente nenhuma questão de retorno à Palestina jamais teria surgido. O mundo deveria ter sido o lar deles, nem que fosse apenas por sua contribuição distinta a ele.

Todavia, em minha opinião, eles erraram gravemente ao tentar se impor na Palestina com a ajuda dos Estados Unidos e da Grã-Bretanha, e agora com o auxílio do terrorismo aberto. Sua cidadania do mundo deveria e teria feito com que fossem convidados homenageados em qualquer país. Sua economia, seu talento variado, sua grande indústria os teriam acolhido em qualquer lugar. É uma mancha no mundo cristão que eles tenham sido discriminados, devido a uma leitura errada do Novo Testamento, por preconceito contra eles. "Se um judeu faz algo errado, todo o mundo judaico é culpado por isso." Se um único judeu, como Einstein, faz uma grande descoberta ou compõe uma música insuperável, o mérito é dos autores, e não da comunidade à qual eles pertencem.

Não é à toa que minha simpatia se manifesta com os judeus em sua triste e inegável situação. Contudo, alguém teria pensado que a adversidade lhes ensinaria lições de paz. Por que eles deveriam depender do dinheiro norte-americano ou das armas britânicas para se imporem em uma terra que não deseja recebê-los? Por que deveriam recorrer ao terrorismo para conseguir seu desembarque forçado na Palestina? Se eles adotassem a incomparável arma da não violência, cujo uso foi ensinado por seus melhores profetas e transmitido ao mundo que gemia pelo Jesus judeu ao usar alegremente a coroa de espinhos, o caso deles seria de todos os países, e não tenho dúvida de que entre as muitas coisas que os judeus deram à humanidade, essa seria a melhor e a mais brilhante. Ela, que é duas vezes abençoada, os fará felizes e ricos no verdadeiro sentido da palavra, e será um bálsamo calmante para o mundo sofrido.

---

**Harijan, 21 de julho de 1946**

# 37. OS CRIMINOSOS E A NÃO VIOLÊNCIA

**P.: QUAL SERIA O TRATAMENTO DADO AOS** criminosos na Índia Livre à luz de sua não violência?

**Gandhi:** Na Índia independente, com o modelo não violento, haverá crime, mas não criminosos. Eles não serão punidos. O crime é uma doença como qualquer outra, e é um produto do sistema social predominante. Portanto, todos os crimes, incluindo assassinatos, serão tratados como uma doença. Se tal Índia existirá, é outra questão.

Harijan, 5 de maio de 1946

## 38. Negócios honestos

P.: SOU UM JOVEM EMPRESÁRIO DE VINTE E UM ANOS E tenho onze dependentes. Acredito na verdade e na não violência, mas acho que não posso segui-la rigorosamente nos negócios. O que devo fazer? Abandonar os negócios significa sofrer em minhas relações.

**Gandhi:** Isso levanta a questão. É difícil, mas não impossível, realizar negócios estritamente honestos. O fato é que quanto mais honesto for um negócio, mais bem-sucedido ele será. Daí o provérbio criado pelos empresários: "Honestidade é a melhor política". O que falta ao correspondente é a aplicação e um conhecimento preciso de métodos comerciais honestos. O que é verdade é que a honestidade é incompatível com o acúmulo de uma grande fortuna. "E outra vez vos digo que é mais fácil passar um camelo pelo fundo de uma agulha do que entrar um rico no Reino de Deus." Portanto, tampouco um homem de negócios honesto, por mais que seja competente, deve apoiar pessoas ociosas, sejam mais ou menos do que onze. Dos onze dependentes, nem todos podem ser bebês ou incapazes. A honestidade não faz exigências impossíveis aos recursos de um empresário. Um homem honesto não pode ter parentes desonestos. O interlocutor descobrirá por introspecção que não há nada errado com os negócios honestos, mas que há algo errado com ele. Que ele descubra o que é.

Harijan, 28 de julho de 1946

# 39. Compensação por assassinato

FOI-ME PERGUNTADO SE O IRMÃO OU OUTROS parentes próximos do falecido Bhai Rajabali deveriam exigir compensação em dinheiro do governo por seu assassinato. O próprio falecido não teria contado tal morte como perda. De fato, são assassinatos como este que, se não forem totalmente vingados, acabarão com o assassinato. No momento em que qualquer compensação ou vingança é buscada, o bem do sacrifício voluntário é exterminado. E como então o espírito do falecido poderia descansar em paz?

O assassinato nunca pode ser vingado por assassinato ou por compensação. A única maneira de vingá-lo é oferecer-se como sacrifício voluntário, sem desejo de retaliação. Quem acredita nessa premissa nunca sonhará em exigir ou receber qualquer compensação pela perda de seus entes queridos. Pelo contrário, o princípio de tirar a vida pela vida levará a um aumento de assassinatos. Isso é aparente para todos hoje. A vingança ou a compensação podem proporcionar alguma satisfação ao indivíduo, mas estou absolutamente certo de que nunca pode restaurar a paz ou elevar a sociedade.

Surge a pergunta sobre o que o indivíduo deve fazer em uma sociedade em que a vingança é a regra. A resposta não está no preceito, mas no exemplo. E somente podem dar o exemplo aqueles que foram prejudicados. Portanto, a decisão final deve ficar com os parentes de Bhai Rajabali. Meu dever consistia em apontá-los para o caminho do ahimsa como eu o conheço.

**Harijan, 18 de agosto de 1946**

# 40. Não elimine a verdade e a não violência

UM CORRESPONDENTE QUE ENVIA SEU NOME E descreve a si mesmo como dedicado ao serviço escreve:

> Recentemente, em sua resposta a Shri Shankarrao Deo[59], o senhor afirmou: "Eu venho dizendo há algum tempo que os termos 'verdade e não violência' devem ser removidos da constituição do Congresso".
> Se isso acontecer nas circunstâncias existentes, as pessoas perderão a fé no Congresso, porque sentirão que, antes de ele estar no poder, considerava-se melhor aderir à verdade e à não violência, mas agora que chegou ao poder ele contempla remover esses termos da constituição, e elas podem até inferir que a remoção está sendo adotada para combater a ameaça de ação direta da Liga Muçulmana.
> Se essas palavras forem eliminadas da constituição, o Congresso cairá do alto pedestal que somente esses meios lhe garantiram. Ele perderá prestígio. O senhor sempre disse que não pode avançar um passo sem a verdade e a não violência, e não é a adesão deles a isso que faz o público pensar nos congressistas como dignos de confiança, misericordiosos, cheios do espírito de serviço e bravura? A árvore deve perecer se suas raízes forem

destruídas. O senhor deve cuidar para que as raízes se aprofundem cada vez mais e não sejam erradicadas.

Portanto, sinto que o senhor deve obrigar todo congressista a seguir esses princípios, e aquele que se recusar a fazê-lo deve deixar o Congresso.

Como eu, o defensor do ahimsa, posso obrigar alguém a realizar até mesmo um ato de bondade? Um britânico bem conhecido não disse que cometer erros como um homem livre é melhor do que estar em cativeiro para evitá-los? Eu acredito na verdade disso. A razão é óbvia: a mente de um homem que permanece bom sob compulsão não pode melhorar; na verdade, só piora. E quando a compulsão é removida, todos os defeitos chegam à superfície com força ainda maior.

Além disso, ninguém deve ser um ditador. Nem mesmo o Congresso pode forçar seus membros a seguir a verdade e a não violência. Elas devem ser aceitas de bom grado, do fundo do coração.

Venho recomendando a eliminação desses termos da constituição há mais de um ano, muito antes de a Liga Muçulmana contemplar uma ação direta que não prejudica o himsa ou o ahimsa. Assim, minha recomendação não tem conexão com a resolução da Liga. Mas não posso ajudar àqueles que invariavelmente atribuem motivos sinistros às minhas palavras.

Tenho fortes motivos para minha recomendação. O Congresso não pode encobrir a mentira e a violência sob o disfarce de verdade e não violência. Não é este um motivo mais do que suficiente? Se os congressistas não fossem hipócritas, nada poderia ser melhor do que o Congresso aderir a esses dois pilares.

Eu nunca poderia desejar que o Congresso descartasse a própria escada pela qual subiu tão alto no momento em que chegou ao poder. Acredito que se os congressistas, enquanto estiverem no poder, renunciarem à verdade e à não violência, o brilho que rodeia essa Casa se tornará obscuro.

Todos devemos nos proteger contra um erro. Não há regra contra seguir o que não está na constituição. Na verdade, minha esperança é que, quando essas palavras forem removidas, todos, ou a grande maioria dos congressistas, sigam sinceramente a verdade e a não violência até a morte.

O autor esqueceu de mencionar algo que eu gostaria de esclarecer. As palavras na constituição são "pacífica" e "legítima". Não tenho o direito de interpretá-las como "verdadeira" e "não violenta" se não tiverem esse significado. O Congresso as adotou como uma política, não como um credo. A questão do meu direito de retê-las ou eliminá-las não vem ao caso. No entanto, enquanto perdura, a política equivale a crer e, portanto, se torna obrigatória. Claro que minha recomendação não tem significado se "pacífico" puder ser interpretado como "violento", e "legítimo" como "inverídico".

Harijan, 29 de setembro de 1946

# 41. O DILEMA DA MULHER

**P.: O QUE UMA MULHER DEVE FAZER QUANDO FOR** atacada por malfeitores? Fugir ou resistir com violência? Ter barcos prontos para fugir ou se preparar para se defender com armas?

**Gandhi:** Minha resposta a essa pergunta é muito simples. Para mim não pode haver preparação para a violência. Toda preparação deve ser para a não violência, para que se desenvolva a coragem do tipo mais elevado. A violência só pode ser tolerada como preferível à covardia. Portanto, eu não teria barcos prontos para uma fuga emergencial. Para uma pessoa não violenta, não há emergência, mas uma preparação digna e tranquila para a morte. Por isso, o indivíduo, homem ou mulher, desafiará a morte mesmo quando não tiver assistência; pois o auxílio real vem de Deus. Não posso pregar outra coisa, e estou aqui para praticar o que prego. Se essa oportunidade me ocorrerá ou me será dada, não sei. Se há mulheres que quando atacadas por malfeitores não conseguem resistir sem armas, elas não precisam ser aconselhadas a portá-las, pois farão isso. Há algo de errado nessa constante investigação sobre se devemos portar armas ou não. As pessoas precisam aprender a ser naturalmente independentes. Se elas se lembrarem do ensino central, a saber, que a verdadeira resistência efetiva reside na não violência, então modelarão sua conduta de acordo. E é isso que o mundo tem feito, embora sem pensar. Como não é a mais elevada coragem, a saber, a nascida da não violência, ela se arma até de bomba atômica. Quem não vê nela a futilidade da violência naturalmente se armará da melhor maneira possível.

Na Índia, desde meu retorno da África do Sul, houve um treinamento consciente e constante em não violência com o resultado que vimos.

**P.:** Uma mulher pode ser aconselhada a tirar a própria vida em vez de se render?

**Gandhi:** Esta questão requer uma resposta definitiva. Eu lhe respondi em Déli pouco antes de partir para Noakhali. Uma mulher certamente tiraria a própria vida em vez de se render. Em outras palavras, a rendição não tem espaço no meu plano de vida. Porém, me perguntaram de que maneira tirar a própria vida. Prontamente respondi que não cabia a mim prescrever os meios, e que por trás da aprovação do suicídio em tais circunstâncias havia e há a crença de que alguém cuja mente está preparada até para o suicídio tem a coragem necessária para tal resistência mental e a pureza interna que faltam a seu agressor. Não pude levar adiante o argumento porque ele não admite mais desenvolvimentos. Ele requer prova positiva que, em minha opinião, está faltando.

**P.:** Se a escolha for entre tirar a própria vida ou a do agressor, o que o senhor recomendaria?

**Gandhi:** Quando se trata de uma escolha entre matar a si mesmo ou ao agressor, não tenho dúvidas de que o primeiro deveria ser a escolha.

---

**Harijan, 9 de fevereiro de 1947**

## 42. O CHAMADO

**DEPOIS DE UM TRABALHO BASTANTE ÁRDUO**, profunda reflexão e considerável discussão, Gandhi fixou a data de sua partida para Bengala no dia 28 de outubro. "Não sei o que poderei fazer ali", ele comentou durante uma discussão com um amigo muito estimado, que se esforçou de última hora para dissuadi-lo de partir nessa jornada tão longa. "Tudo o que sei é que não estarei em paz comigo mesmo a menos que eu vá para lá." Ele então descreveu o "poder do pensamento". "Existem dois tipos de pensamento: ocioso e ativo. Pode haver uma miríade do tipo ativo brotando no cérebro de uma pessoa. Esses não contam." Ele os comparou a óvulos não fertilizados. "Mas um pensamento puro e ativo, procedendo do íntimo e dotado de toda a intensidade do ser, torna-se dinâmico e funciona como um óvulo fertilizado." Ele era avesso a conter a vontade espontânea que sentia dentro de si de ir ao povo de Noakhali. Falando antes da reunião de oração da noite de domingo em Nova Déli, Gandhi disse que estava saindo para Calcutá na manhã seguinte. Não fazia ideia de quando Deus o traria novamente para Déli. Ele queria ir para Noakhali de Calcutá. Foi uma jornada difícil, e Gandhi estava com problemas de saúde, mas era preciso cumprir o dever e confiar em Deus para facilitar o caminho. Não que Deus necessariamente removesse as dificuldades do caminho todas as vezes, mas Ele sempre permitiu que as suportássemos.

Gandhi prosseguiu afirmando que não queria que ninguém viesse à estação. A Índia lhe dera carinho suficiente. Não era necessária mais nenhuma demonstração.

Ele não estava indo para Bengala para julgar ninguém, mas como servo do povo, e encontraria tanto os hindus quanto os muçulmanos. Alguns muçulmanos o consideravam um inimigo, mas nem sempre foi assim. De todo modo, Gandhi não se importava com a raiva deles. Seus próprios religiosos às vezes não se zangavam com ele? Desde os dezessete anos, Gandhi aprendeu a lição de que todos os seres humanos, de qualquer nacionalidade, cor ou país, eram sua família e seus amigos. Sendo eles servos de Deus, tinham de se tornar servos de toda Sua criação.

Foi com esse poder mental que ele seguia para Bengala. Gandhi lhes diria que hindus e muçulmanos nunca poderiam ser inimigos. Eles nasceram e foram criados na Índia, e tiveram que viver e morrer na Índia. A mudança de religião não poderia alterar esse fato fundamental. Se alguns gostaram de acreditar que a mudança de religião também mudou a nacionalidade, nem mesmo esses precisavam se tornar inimigos.

Os sofrimentos das mulheres sempre tocaram seu coração. Ele queria ir a Bengala para enxugar suas lágrimas e consolá-las, se possível. Em Calcutá, ele tentaria ver o governador e o primeiro-ministro, o sr. Suhrawardy, e depois seguiria para Noakhali.

Fazer as pazes entre as partes em conflito, disse o orador, foi sua vocação desde a juventude. Mesmo enquanto atuava como advogado, ele tentou reunir as partes rivais. Por que as duas comunidades não puderam ser reunidas? Ele era otimista, foi sua declaração.

Deles, Gandhi queria apenas esta ajuda: que orassem juntos para que esse massacre mútuo parasse e as duas comunidades pudessem realmente se tornar uma só de coração. Se a Índia se dividiria ou permaneceria um todo, não poderia ser decidido pela força. Isso tinha que ser feito através da compreensão mútua. Se eles decidissem se separar ou permanecer juntos, deveriam fazê-lo com boa vontade e compreensão.

Gandhi nunca poderia participar de algo que pudesse significar humilhação ou perda de respeito por alguém. Portanto, qualquer paz para ser substancial deve ser honrada, nunca à custa da honra. Nisso, Gandhi estava apenas ecoando o sentimento expresso a ele por um muçulmano proeminente que o vira. Esse amigo afirmara:

> Precisamos alcançar nosso objetivo, seja ele qual for, Paquistão ou Índia indivisa, sem derramamento de sangue ou luta. Chego ao ponto de dizer que se ele não puder ser alcançado a não ser através de derramamento de sangue e luta entre nós, então não vale a pena ser alcançado.

## A RESOLUÇÃO SOMBRIA

Um amigo muçulmano questionou Gandhi certo dia:

> Por que o senhor quer ir a Noakhali? O senhor não foi a Bombaim, Ahmedabad ou Chapra, onde aconteceram coisas infinitamente piores que em Noakhali. Sua ida não iria apenas aumentar a tensão existente? Sua decisão de não ir a esses lugares não terá sido porque eram muçulmanos os que lá sofriam, ao passo que em Noakhali os que sofrem são hindus?

Gandhi afirmou que não fazia distinção entre hindus e muçulmanos. Ele certamente teria ido direto para qualquer um dos lugares mencionados pelo amigo se alguma coisa que se aproximasse do que ocorreu em Noakhali tivesse acontecido lá, e se ele sentisse que nada poderia fazer sem estar no local. Foi o grito de indignação das mulheres que o chamou definitivamente para Noakhali. Ele sentiu que só compreenderia todas as coisas se estivesse lá. Sua técnica de não violência estava sendo julgada. Restava saber como ela responderia diante da atual crise. Se não tivesse validade, era melhor que ele próprio declarasse sua insolvência. Ele não deixaria Bengala até que as últimas brasas do problema fossem apagadas.

> Posso ficar aqui por um ano inteiro ou mais. Se necessário, morrerei aqui. Mas não aceitarei o fracasso. Se o único efeito de minha presença em carne e osso for levar as pessoas a me olharem com esperança e expectativa que nada posso fazer para justificar, seria muito melhor que meus olhos estivessem fechados na morte.

Ele se preparara mentalmente, acrescentou, para a abstenção da sessão do Congresso, se necessário. Da mesma forma, ele se desligara mentalmente de todas as suas responsabilidades em relação a Sevagram e Urul, seu último amor.

**Harijan, 10 de novembro de 1946**

# 43. UM DESAFIO À FÉ

**P.:** O QUE SE DEVE FAZER NO SEU DIA A DIA, OU SEJA, qual é o programa mínimo para que se possa adquirir a não violência dos corajosos?

**Gandhi:** O mínimo exigido para uma pessoa que deseja cultivar o ahimsa dos corajosos é esclarecer o pensamento de covardia e, à luz desse esclarecimento, regular sua conduta em todas as atividades, sejam grandes ou pequenas. Assim, o devoto deve se recusar a ser intimidado por seu superior, sem ficar zangado. No entanto, ele deve estar pronto para sacrificar seu cargo, por mais remunerativo que seja. Enquanto sacrifica tudo, se o devoto não sente irritação contra seu empregador, ele tem ahimsa como um corajoso. Suponha que um passageiro ameace meu filho com agressão e eu argumente com o possível agressor que depois se vira contra mim. Se nesse momento eu receber o golpe dele com graça e dignidade, sem abrigar nenhuma má vontade contra ele, exibirei o ahimsa dos corajosos. Tais casos são de ocorrência diária e podem ser facilmente multiplicados. Se eu conseguir controlar meu temperamento todas as vezes, e embora capaz de revidar um golpe com outro eu me refrear, então desenvolverei o ahimsa dos corajosos que nunca me faltará e que compelirá ao reconhecimento dos adversários mais confirmados.

*Harijan*, 17 de novembro de 1946

# 44. O PROPÓSITO DA JORNADA

[O DISCURSO A SEGUIR, ESCRITO POR GANDHI EM hindi para ser lido à plateia no dia 6 de janeiro, já que este era o seu dia de silêncio, foi traduzido de sua versão em bengali para o inglês por Shri Nirmal Kumar Bose e publicado em edição bengali no Harijan.]

Como meu silêncio semanal não termina antes das dezenove horas, eu escrevi meu discurso. Oro a Deus e peço a todos que se juntem a mim para que a jornada que iniciei ontem seja ininterrupta até o fim e tenha sucesso em alcançar seu objetivo. Mas antes de orar, vocês devem conhecer esse propósito. Eu tenho apenas um objetivo em vista, e é bastante claro: Deus deve purificar os corações dos hindus e dos muçulmanos, e as duas comunidades devem estar livres de suspeitas e temores entre si. Por favor, juntem-se a mim nessa oração e digam que Deus é o Senhor de todos nós e que Ele pode nos dar sucesso.

Vocês talvez me perguntem por que é necessário empreender uma viagem para esse fim. Ou como alguém que não é de coração puro pode pedir que os outros se tornem puros. Ou ainda: como alguém que está sujeito ao medo pode dar coragem aos outros? Como alguém que se move sob escolta armada chama os outros a abandonar suas armas? Todas essas perguntas são relevantes e me foram feitas.

Minha resposta é que, durante minhas excursões, desejo garantir aos aldeões da melhor maneira possível que eu não carrego o mínimo de má vontade para com qualquer um. Só posso provar isso vivendo e movendo-me entre aqueles que desconfiam de mim. Admito que a terceira pergunta seja um pouco difícil de responder; porque, por acaso, estou me movendo sob proteção armada, cercado por policiais e militares armados em alerta para me proteger de todo perigo. Encontro-me impotente em relação ao assunto, já que o governo determinou que, sendo responsável perante o povo, é dever dele me manter vigiado pela polícia e pelas forças armadas. Como posso impedi-los de fazer isso? Nessas circunstâncias, posso declarar apenas com palavras que não possuo nenhum protetor além de Deus. Não sei se vocês acreditarão em minha afirmação. Somente Ele conhece a mente de uma pessoa; e o dever de um homem de Deus é agir conforme é dirigido por sua voz interior. Eu afirmo que ajo de acordo.

Harijan, 26 de janeiro de 1947

# 45. Não resistência

**GANDHI, EM SEU DISCURSO PÓS-ORAÇÃO, SE REFERIU** a uma carta de um correspondente que lhe chegara recentemente, em cuja resposta ele afirma que, se um homem o maltratasse, ele nunca retribuiria o abuso. O mal que se paga com o mal só consegue multiplicá-lo, em vez de levar à sua redução. Era uma lei universal, disse Gandhi, que a violência nunca poderia ser extinta por uma violência maior, ao contrário, ela só poderia ser aniquilada pela não violência. Mas o verdadeiro significado da não resistência costumava ser mal compreendido ou até mesmo distorcido. Ela nunca implicava que um homem não violento se curvasse diante da violência de um agressor. Embora não devolva a violência com violência, ele deve se recusar a se submeter à demanda ilegítima do ofensor até o ponto da morte. Esse era o verdadeiro significado de não resistência.

Se, por exemplo, continua Gandhi, alguém lhe pedisse sob ameaça de violência que admitisse uma reclamação, digamos, como a do Paquistão, ele não deveria se apressar imediatamente para devolver a violência oferecida. Com toda a humildade, ele perguntaria ao agressor o que realmente significava a demanda, e se estivesse realmente convencido de que era algo pelo qual valia a pena lutar, ele não hesitaria em proclamar do alto do telhado que a solicitação era justa e tinha que ser cumprida e admitida por todos os envolvidos. Todavia, se a demanda era apoiada pela força, o único caminho aberto para o homem não violento era oferecer resistência contra ela, desde que não estivesse convencido de sua justiça. Ele não deveria devolver a violência, mas neutralizá-la, retendo a mão e, ao mesmo tempo, recusando-se a se submeter à exigência. Essa era a única maneira civilizada de se realizar no mundo. Qualquer outro caminho só poderia levar a uma corrida por armamentos intercalados por períodos de paz que eram necessários e provocados pelo esgotamento, quando os preparativos estavam em andamento para a violência de uma ordem superior. A paz através da violência superior inevitavelmente levou à bomba atômica e tudo o que ela representava. Foi a negação mais completa da não violência e da democracia que seria impossível sem a primeira.

A resistência não violenta descrita acima exigia coragem de uma ordem superior à necessária na guerra violenta. Perdoar era a qualidade dos corajosos, não dos covardes. Gandhi relatou aqui a história do Mahabharata[60] na qual um dos irmãos Pandava foi acidentalmente ferido enquanto vivia disfarçado na casa do rei Virata. Os irmãos não apenas ocultaram o ocorrido como, temendo que o anfitrião sofresse algum dano se uma gota de sangue tocasse o chão, impediram que isso acontecesse por meio de uma tigela de ouro. Foi esse tipo de paciência e coragem que Gandhi desejou que todo indiano desenvolvesse, fosse ele hindu, muçulmano, cristão, parsi ou sikh. Só isso poderia resgatá-los de sua atual condição decaída.

A lição da não violência estava presente em todas as religiões, mas Gandhi acreditava com carinho que talvez fosse na Índia que sua prática tivesse sido reduzida a uma ciência. Inúmeros santos haviam dado suas vidas em penitência quando os poetas sentiram que o Himalaia se purificara em sua brancura nevada por meio de seus sacrifícios. Mas toda essa prática de não violência estava quase morta agora. Era necessário reviver a lei eterna de responder à raiva com amor e à violência com a não violência; e onde isso poderia ser feito mais prontamente do que na Índia, a terra do rei Janaka e Ramachandra?

Dirige a atenção das autoridades provinciais para a necessidade de desenvolver suas escolas nessas linhas, que realmente servirão como o tipo de escola que as autoridades militares têm em mente.
– **Documento de Gandhi para os estudantes.**

Harijan, 23 de março de 1947

# 46. O PROPÓSITO DA VIDA

COMO TIVERA INÍCIO O SILÊNCIO SEMANAL DE Gandhi, sua mensagem escrita em hindi foi lida à congregação após as orações. Ele orou fervorosamente para que os que estavam presentes e aqueles a quem sua voz pudesse alcançar compreendessem o objetivo da vida: servir ao Poder que os havia criado, e de cuja misericórdia ou consentimento seu próprio fôlego dependia, servindo de coração à sua criação. Isso significava amor, não ódio, que se via em todos os lugares. Eles haviam esquecido esse propósito e, na verdade, vinham lutando entre si ou se preparando para isso. Se não pudessem escapar desse desastre, então deveriam considerar a independência da Índia como um sonho impossível. Se eles achavam que a conseguiriam pelo simples fato de o poder britânico deixar a terra, enganavam-se tristemente. Os britânicos estavam saindo da Índia, mas se eles continuassem lutando entre si, algum outro poder, ou poderes, os substituiria. Acreditar que poderiam lutar com o mundo inteiro com suas armas seria uma loucura.

Um amigo escreveu, continuou Gandhi, que um tipo de paz parecia ter sido estabelecido em Punjab por meio de ocupação militar. Essa era a paz da sepultura. As pessoas estavam se preparando silenciosamente para uma luta aberta e mortal. Armas vinham sendo coletadas. Depois disso, até mesmo os militares achariam impossível controlar o povo. Era sua firme convicção de que a paz estabelecida com a ajuda dos militares ou da polícia não seria paz. A verdadeira paz só chegaria quando pelo menos um lado, se não os dois, adotasse a verdadeira coragem que a não violência proporcionava.

O estado de Bihar percebeu, disse Gandhi, que não havia coragem em matar mulheres e crianças. Era pura covardia. Seria ótimo se Bihar pudesse manifestar a verdadeira bravura da força silenciosa e, assim, mostrar o verdadeiro caminho da vida para o mundo inteiro.

Harijan, 6 de abril de 1947

# 47. A NÃO VIOLÊNCIA DOS CORAJOSOS

GANDHI NÃO TINHA DÚVIDA DE QUE A NÃO violência era uma arma tão eficaz contra as lutas comunitárias como já havia provado em sua luta contra os britânicos. As pessoas o seguiram nessa ocasião porque sabiam que não poderiam enfrentar o poder das armas britânicas de nenhuma outra maneira. Essa foi a não violência dos fracos, e não servirá ao propósito nos conflitos comunitários. Para isso era necessária a não violência pura dos corajosos.

Falando na reunião de oração, Gandhi afirmou que, embora admitisse sua impotência em relação à disseminação do ahimsa dos bravos e fortes, distinta da dos fracos, a admissão não pretendia implicar que ele não sabia como essa virtude inestimável era para ser cultivada. A consciência da presença viva de Deus dentro da pessoa era, sem dúvida, o primeiro requisito. A aquisição dessa consciência não exigia nem significava ir ao templo. A recitação diária, no entanto, trazia consigo implicações bem definidas. Assumindo que os milhões da Índia diariamente recitavam em determinado momento o nome de Deus como Rama, Alá, Khuda, Ormuz e Jeová, mas não livres de embriaguez, devassidão, jogos de apostas no mercado ou em antros de jogatina, mercados ilegais etc., o Ramadhum\* era um esforço inútil e inglório. Alguém com um coração perverso nunca poderia estar consciente da presença purificadora de Deus. Portanto, era mais verdadeiro (se fosse um fato) dizer que a Índia não estava pronta para a lição do ahimsa dos fortes do que afirmar que nenhum programa havia sido planejado para o ensino. Seria perfeitamente justo dizer que o programa mencionado para o ahimsa dos fortes não se mostrou tão atraente quanto o que foi planejado para a não violência dos fracos. Gandhi esperava que pelo menos os seus ouvintes, que diariamente participavam das reuniões de oração, mostrassem o caminho para expressar em suas vidas o ahimsa dos fortes.

**Harijan, 29 de junho de 1947**

\* O Ramadhum é um hino que consiste na repetição do nome de Rama.

## 48. Direitos ou deveres?

QUERO ME REFERIR A UM GRANDE MAL QUE HOJE aflige a sociedade. Os capitalistas e os zamindares[61] falam de seus direitos; o trabalhador, por outro lado, fala dos seus; o príncipe, de seu direito divino de governar; o camponês, de resistir a isso. Se todos simplesmente insistirem em direitos e nenhum dever, haverá total confusão e caos.

 Se em vez de insistir nos direitos todos cumprissem seu dever, imediatamente haveria o domínio da ordem estabelecido entre a humanidade. Não existe o direito divino dos reis de governar e o humilde dever dos camponeses de obedecer respeitosamente aos seus mestres. Embora seja verdade que essas desigualdades hereditárias devem prejudicar o bem-estar da sociedade, a afirmação descarada dos direitos dos milhões até agora pisoteados é igualmente prejudicial, se não mais, para o mesmo bem-estar. É provável que esse último comportamento seja calculado para prejudicar milhões, em vez dos poucos requerentes dos direitos divinos ou de outros. Eles poderiam morrer com uma morte corajosa ou covarde, mas esses poucos mortos não trariam a vida ordenada ou contentamento bem-aventurado. Portanto, é necessário entender a correlação entre direitos e deveres. Eu me atrevo a sugerir que não vale a pena ter direitos que não decorrem diretamente de deveres bem executados. Eles serão usurpações; quanto antes descartados, melhor. Um pai miserável, que reivindica a obediência de seus filhos sem primeiro cumprir seu dever para com eles, não desperta nada além de desprezo. É uma distorção do preceito religioso que um marido dissoluto espere de sua obediente esposa submissão em todos os aspectos. Contudo, os filhos que desprezam os pais que estão sempre prontos para cumprir seu dever para com eles seriam considerados ingratos e prejudicariam mais a si mesmos do que aos pais. O mesmo pode ser dito sobre marido e mulher. Se você aplicar esta regra simples e universal a empregadores e trabalhadores, senhorios e inquilinos, aos príncipes e seus súditos, ou aos hindus e muçulmanos, descobrirá que a relação mais feliz pode ser estabelecida em todas as esferas sem criar perturbações e desorganização da vida e dos negócios que você vê na Índia e nas outras partes do mundo. O que chamo de lei do satyagraha deve ser deduzido de uma apreciação dos deveres e direitos que daí decorrem.

Harijan, 6 de julho de 1947

## 49. Não violência e Índia livre

OUTRO DIA, HOUVE UMA PEQUENA REUNIÃO DE estudantes locais no acampamento de Gandhi em Beliaghata. Gandhi primeiro perguntou se algum deles havia participado dos motins, eles responderam negativamente. Tudo o que fizeram foi em legítima defesa; portanto, não fazia parte do tumulto.

Isso deu a Gandhi a oportunidade de falar sobre alguns dos problemas vitais relacionados à não violência. Ele disse que a humanidade sempre tentou justificar a violência e a guerra em termos de uma defesa pessoal inevitável. Era uma regra simples que a violência do agressor só poderia ser derrotada pela violência superior do defensor. Em todo o mundo, os homens haviam sido apanhados em uma corrida louca por armamentos, e ninguém ainda sabia em que ponto do tempo o mundo estaria realmente seguro o suficiente para transformar a espada em arado. A humanidade, ele afirmou, ainda não dominara a verdadeira arte da autodefesa.

Mas os grandes mestres, que praticaram o que pregavam, mostraram com sucesso que a verdadeira defesa estava no caminho da não retaliação. Pode parecer paradoxal; mas é isso o que ele quis dizer. A violência sempre prosperou na contraviolência. O agressor sempre teve um objetivo por trás de seu ataque: ele queria que algo fosse feito, algum objeto fosse entregue pelo defensor. Agora, se o defensor fortalecesse seu coração e estivesse determinado a não se render nem um centímetro, e ao mesmo tempo a resistir à tentação de igualar a violência do agressor com violência, o agressor poderia ser levado a perceber em pouco tempo que não valeria a pena punir a outra parte, e sua vontade não poderia ser imposta dessa maneira. Isso envolveria sofrimento. Esse autossofrimento inabalável era a forma mais verdadeira de autodefesa e não conhecia rendição.

Alguém poderia perguntar: "Se por essa falta de resistência o defensor provavelmente perderia a vida, como isso poderia ser chamado de autodefesa?". Jesus perdeu a vida na cruz e o romano Pilatos venceu. Gandhi não concordou. Jesus venceu, como a história do mundo mostrara abundantemente. O que importava se o corpo fosse dissolvido no processo, contanto que pelo ato de não resistência de Cristo as forças do bem fossem liberadas na sociedade?

Harijan, 31 de agosto de 1947

## 50. RESISTÊNCIA PASSIVA *VERSUS* NÃO VIOLÊNCIA

VEJO QUE VOCÊ COMPREENDEU A DIFERENÇA fundamental entre resistência passiva e resistência não violenta. As duas são formas de resistência, mas é preciso pagar um preço muito alto quando sua resistência é passiva, no sentido da fraqueza do resistente. A Europa confundiu a ousada e corajosa resistência cheia de sabedoria de Jesus de Nazaré com a resistência passiva, como se fosse dos fracos. Ao ler o Novo Testamento pela primeira vez, não detectei passividade ou fraqueza no Cristo retratado nos quatro evangelhos, e o significado se tornou mais claro para mim quando li *The Harmony of the Gospels* e outros escritos semelhantes. O Ocidente não pagou muito caro por considerar Jesus um residente passivo? O cristianismo tem sido responsável pelas guerras que chegam a envergonhar até aquelas descritas no Antigo Testamento e em outros registros, históricos ou semi-históricos. Eu sei que falo sob retificação, pois só posso reivindicar um conhecimento muito superficial da história, moderna ou antiga.

Chegando a minha experiência pessoal, enquanto sem dúvida passamos por uma resistência passiva, nossa liberdade política, sobre a qual os amantes da paz como você e seu bom marido do Ocidente estão entusiasmados, pagamos diariamente o preço alto pelo erro inconsciente que cometemos, ou melhor ainda, eu cometi por confundir a resistência passiva e a resistência não violenta. Se não tivesse cometido o erro, teríamos sido poupados do espetáculo humilhante do irmão fraco matando o irmão fraco, sem pensar e de maneira desumana.

Só espero, oro e desejo que todos os amigos daqui e de outras partes do mundo tenham esperança e rezem comigo para que esse banho de sangue acabe em breve e que, talvez, da inevitável carnificina surja uma nova e robusta Índia, não bélica, basicamente imitando o Ocidente em toda a sua hediondez, mas uma nova Índia aprendendo o melhor que o Ocidente tem para ensinar e se tornando a esperança não apenas da Ásia e da África, mas de todo o sofrido planeta.

Devo confessar que isso é esperar contra a esperança, pois hoje estamos jurando pelas forças armadas e por tudo o que a força física implica. Há mais de duas gerações nossos estadistas declaram contra os pesados gastos com armamento sob o regime britânico, mas agora que chegou a liberdade da servidão política, nossas despesas militares aumentaram e ameaçam crescer ainda mais. E estamos orgulhosos disso! Não há voz levantada contra essa situação em nossas câmaras legislativas. No entanto, apesar disso, a esperança permanece em mim e em muitos outros de que a Índia sobreviverá a essa dança da morte e ocupará o auge moral que deveria pertencer a ela após o treinamento na não violência, ainda que imperfeito, por um período ininterrupto de trinta e dois anos desde 1915.

Harijan, 7 de dezembro de 1947

# 51. Firme na não violência

Um correspondente repreendeu Gandhi por ter ousado aconselhar o sr. Winston Churchill, Hitler, Mussolini e os japoneses, quando estavam prestes a perder tudo, a adotar sua técnica de não violência. O escritor da carta continuou dizendo que, se Gandhi pudesse dar esse conselho quando era seguro fazê-lo, por que ele desistira de sua não violência quando seus próprios amigos no Congresso do governo a abandonaram e até enviaram exército de assistência à Caxemira? A carta foi concluída convidando Gandhi a indicar definitivamente como os invasores deveriam ser combatidos sem violência pelos cidadãos da Caxemira.

Em resposta, Gandhi disse que sentia muito pela ignorância revelada pelo escritor. A plateia se lembraria de que ele dissera repetidamente que não tinha influência no assunto sobre seus amigos no gabinete do sindicato. Ele mantinha suas opiniões sobre a não violência com a maior firmeza de sempre, mas não poderia impor suas opiniões sobre seus melhores amigos, como eram, no gabinete. Ele não podia esperar que eles agissem contra suas convicções, e todos deveriam ficar satisfeitos com sua confissão de que ele perdera seu domínio original sobre seus amigos. A pergunta feita pelo escritor era bem o oposto. A resposta de Gandhi foi simples. Seu ahimsa o proibia de negar crédito onde era devido, mesmo que o credor acreditasse em violência. Assim, embora ele não aceitasse a crença de Subhas Bose na violência e sua consequente ação, ele não se abstivera de elogiá-lo por seu patriotismo, desenvoltura e bravura. Da mesma forma, embora ele não aprovasse o uso de armas pelo sindicato do governo para ajudar o povo da Caxemira, e embora não pudesse aprovar o fato de o Sheik Abdulla recorrer às armas, ele não poderia negar a admiração por sua conduta engenhosa e louvável, especialmente se o exército de socorro e os defensores da Caxemira tivessem morrido heroicamente para um homem. Ele sabia que, se pudessem fazê-lo, talvez mudassem a cara da Índia.

Mas se a defesa fosse puramente não violenta em intenção e ação, ele não usaria a palavra "talvez", pois teria certeza das mudanças na face da Índia, mesmo na medida em que se convertesse na opinião do defensor no Gabinete da União, se não até mesmo no Gabinete do Paquistão.

A técnica não violenta, ele sugeriria, não seria uma assistência armada aos defensores. A assistência não violenta poderia ser enviada da União sem restrição. Mas os defensores, com ou sem essa assistência, desafiariam o poder dos invasores ou mesmo de um exército disciplinado em número esmagador. E os defensores que morrem no posto de serviço sem malícia e sem raiva no coração contra os agressores, e sem o uso de armas, inclusive os punhos, significaria uma exibição de heroísmo ainda desconhecida na história. A Caxemira se tornaria então uma terra santa, a derramar sua fragrância não apenas em toda a Índia, mas em todo o mundo. Após descrever a ação não violenta, ele teve que confessar sua própria impotência, pois sua palavra não possuía a força que o domínio perfeito sobre si mesmo dava, conforme descrito nas linhas finais do segundo capítulo do Gita. Ele não tinha o requisito de autocontrole para o efeito. Tudo o que podia era orar e convidar a plateia a orar com ele a Deus para que, se fosse da vontade Dele, o armasse com as qualificações que acabara de descrever.

Harijan, 16 de novembro de 1947

## 52. Morte corajosa ou covarde

UM AMIGO BENGALI ESCREVEU UMA LONGA CARTA em sua língua nativa sobre o êxodo do Paquistão Oriental. Seu objetivo é que, embora trabalhadores como ele entendam e apreciem meu argumento e a distinção entre a morte corajosa e covarde, o homem comum detecta em minha declaração um conselho não muito oculto a favor da migração. "Se a morte deve acontecer de todo modo, a coragem se torna inútil, pois o homem vive apenas para escapar dela", ele afirma.

Este argumento parece levantar uma questão: o homem vive para escapar da morte? Se ele faz isso, é aconselhado a não o fazer. Ele é aconselhado a aprender a amar tanto a morte quanto a vida, ou até mais. Eis algo difícil de se dizer, e mais ainda de se fazer, porém, todo ato digno é assim. A ascensão é sempre árdua. A descida é fácil e muitas vezes escorregadia. A vida se torna suportável apenas na medida em que a morte é tratada como amiga, nunca como inimiga. Para vencer as tentações da vida, convoque a morte em seu auxílio. Para adiá-la, um covarde renuncia à honra, esposa, filha e todo o resto. Um homem corajoso prefere a morte à rendição do respeito próprio. Quando chegar a hora, como é concebível, não deixarei meu conselho ser inferido, mas que seja dado em linguagem precisa. Hoje, ele ser seguido apenas por um ou por ninguém não diminui seu valor. Um começo é sempre feito por poucos, até mesmo por apenas um.

Harijan, 30 de novembro de 1947

# 53. SEM LIMITAÇÕES

**UM CORRESPONDENTE DIZ, EM RESUMO:**

> O ahimsa individual eu consigo entender. O ahimsa coletivo entre amigos também é compreensível. Mas o senhor fala do ahimsa em relação a inimigos declarados. Isso é como uma miragem. Será uma caridade se o senhor desistir dessa sua obstinação. Do contrário, perderá a estima de que desfruta. O que é pior, o senhor, sendo considerado um Mahatma, engana muitas pessoas ingênuas em prejuízo próprio e da sociedade.

Essa não violência, que apenas um indivíduo pode usar, não é de muita utilidade em termos de sociedade. O homem é um ser social. Para ser útil, suas realizações devem ser as que qualquer pessoa com diligência suficiente pode alcançar. O que só pode ser exercido entre amigos é de valor apenas como uma centelha da não violência. Isso não pode merecer a denominação de ahimsa. "A inimizade desaparece antes do ahimsa" é um grande aforismo. Isso significa que a maior inimizade requer uma medida igual de ahimsa para sua redução. O cultivo dessa virtude pode exigir uma prática prolongada, chegando a vários renascimentos. Ela não se torna inútil por esse motivo. Viajando ao longo da rota, o peregrino encontrará experiências mais ricas no dia a dia, para que possa ter um vislumbre da beleza que está destinado a ver no topo. Isso irá adicionar ao seu entusiasmo. Ninguém tem o direito de inferir disso que o caminho será um tapete contínuo de rosas sem espinhos. Um poeta cantou que o caminho para alcançar Deus só vale para os muito corajosos, nunca para os fracos de coração. Hoje, a atmosfera está tão saturada de veneno que se recusa a recordar a sabedoria dos antigos e a perceber as variadas pequenas experiências do ahimsa em ação. "Uma ação ruim é neutralizada por uma boa" é um ditado sábio da experiência diária na prática. Por que não podemos ver que se a soma total das atividades do mundo fosse destrutiva ele teria chegado ao fim há muito tempo? O amor, também conhecido como ahimsa, sustenta este nosso planeta.

Isso deve ser admitido. A preciosa graça da vida deve ser cultivada de maneira intensa, naturalmente porque é edificante. A descida é fácil, não tão ascendente. Como grande parte de nós é indisciplinada, nossa experiência diária é de brigar ou xingar uns aos outros sob o menor pretexto.

Isto, a graça mais rica do ahimsa, descerá facilmente sobre o dono de uma disciplina rígida.

Harijan, 14 de dezembro de 1947

# 54. Seu último desejo e testamento

[A SEGUIR, A CONSTITUIÇÃO REDIGIDA POR Gandhi para o Congresso no dia de seu assassinato. Sua intenção era mostrar como essa Casa, que até então se preocupava principalmente com a independência política, podia se converter em uma Associação para o Serviço do Povo (*Lok Sevak Sangh*) e trabalhar para o estabelecimento de uma sociedade não violenta.]

Embora dividida em duas, a Índia alcançou a independência política por meios criados pelo Congresso Nacional Indiano, o qual em sua atual forma e configuração, isto é, como veículo de propaganda e máquina parlamentar, sobreviveu ao seu uso. A Índia ainda precisa alcançar independência social, moral e econômica em relação a seus setecentos mil vilarejos, distintos de suas cidades e vilas. A luta pela ascensão do poder civil sobre o poder militar está prestes a ocorrer no progresso da nação em direção a seu objetivo democrático. Ela deve ser mantida fora de concorrência prejudicial com partidos políticos e órgãos comunitários. Por esses e por outros motivos semelhantes, o Comitê do Congresso da Índia (A. I. C. C.) decide dissolver a organização existente do Congresso e florescer em um *Lok Sevak Sangh* sob as seguintes regras, com o poder de alterá-las conforme a ocasião exigir:

Cada Panchayat[62] de cinco homens ou mulheres adultos, sendo aldeões ou com espírito de aldeões, formará uma unidade.

Dois desses Panchayats contíguos formarão um grupo, de trabalho subordinado a um líder eleito dentre eles.

Quando houver cem desses Panchayats, os cinquenta líderes do primeiro grupo elegerão entre si um líder do segundo grupo, e assim por diante, enquanto os líderes do primeiro grupo trabalharão para o líder do segundo. Grupos paralelos de duzentos Panchayats continuarão a ser formados até cobrir toda a Índia, cada grupo sucessivo de Panchayats elegendo um líder do segundo grupo da mesma maneira que o primeiro. Todos os líderes do segundo grupo devem servir em conjunto para toda a Índia e separadamente em suas respectivas áreas. Os líderes do segundo grupo podem eleger, sempre que julgarem necessário, um chefe que, quando desejar, regulará e comandará todos os grupos.

(Como a constituição final das províncias, ou distritos, ainda está em um estado de fluxo, nenhuma tentativa foi feita para dividir esse grupo de servidores em conselhos provinciais ou distritais, e a jurisdição sobre toda a Índia foi investida no grupo (ou grupos) que pode ter sido formado a qualquer momento. Deve-se notar que esse corpo de servos deriva sua autoridade ou poder do serviço prestado sem má vontade e com sabedoria a seu mestre: toda a Índia.)

> Todo trabalhador deve ser um usuário habitual de khadi* fabricado com fio fiado por ele mesmo ou certificado pela A. I. S. A., e deve ser um abstêmio. Se for um hindu, ele deve ter repudiado a intocabilidade de qualquer forma ou configuração, em sua própria pessoa ou em sua família, e deve ser um crente no ideal

---

* O algodão fiado à mão, conhecido como *khadi*, tem um significado especial para os indianos. Gandhi elevou o frágil fio de algodão a um símbolo de força e autossuficiência para dar emprego a milhões durante a luta pela liberdade da Índia, esse simbolismo de usar roupas feitas por mãos humanas continua até hoje.

da unidade intercomunitária, respeito e consideração iguais por todas as religiões e igualdade de oportunidades e status para todos, independentemente de raça, credo ou sexo.

Ele entrará em contato pessoal com todos os moradores da sua jurisdição.

Ele deve inscrever e treinar trabalhadores dentre os moradores e manter um registro de tudo isso.

Ele deve manter um registro diário de seu trabalho.

Ele organizará as aldeias de modo a torná-las independentes e autossustentáveis através de sua agricultura e artesanato.

Ele deve educar o povo da vila em saneamento e higiene e tomar todas as medidas para prevenção de problemas de saúde e doença entre os moradores.

Ele organizará a educação do povo da vila, desde o nascimento até a morte, seguindo as linhas de Nai Talim, de acordo com a política estabelecida pelo Hindustani Talimi Sangh.

Ele garantirá que aqueles cujos nomes estão faltando na lista de eleitores legais sejam devidamente inseridos nela.

Ele deve incentivar aqueles que ainda não adquiriram a qualificação legal a fazê-lo para obter o direito de franquia.

Para os propósitos acima e outros a serem adicionados de tempos em tempos, ele deve treinar e se ajustar de acordo com as regras estabelecidas pelo Sangh para o devido desempenho do dever.

O Sangh afiliará os seguintes órgãos autônomos:

1. A. I. S. A.
[Todas as Associações de Fiandeiros da Índia]
2. A. I. V. I. A.
[Todas as Associações de Indústrias das Vilas da Índia]
3. *Hindustani Talimi Sangh*
[Sociedade de educação básica]

4. *Harijan Sevak Sangh*
[Sociedade para serviço dos "intocáveis"]
5. *Goseva Sangh*
[Sociedade de proteção e melhorias da vaca]

## FINANÇAS

O Sangh deve arrecadar fundos para o cumprimento de sua missão, dentre os aldeões e outros grupos, enfatizando especialmente a coleta das peças do homem pobre.

**Harijan, 15 de fevereiro de 1948**

# Notas

**1.** Free Hindustan é o jornal escrito por Tarak Nath Das, indiano bengali, estudioso revolucionário e antibritânico que discutiu os planos de libertação da Índia com Tolstói.

**2.** Sir William Hutt Curzon Wyllie, oficial do exército indiano britânico, foi assassinado no dia 10 de julho de 1909, em Londres, pelo revolucionário nacionalista Madan Lal Dhigra.

**3.** Yasnaya Polyana (clareira limpa, em russo) é o nome da residência de Tolstói, onde ele nasceu, escreveu seus clássicos e foi sepultado.

**4.** Os Vedas são as quatro obras, escritas no idioma sânscrito védico, que formam a base do extenso sistema de escrituras sagradas do hinduísmo.

**5.** Swami Vivekananda é considerado o responsável pelo reflorescimento do hinduísmo na Índia moderna. É creditada a ele a introdução do yoga no Ocidente.

**6.** Krishna é o aspecto de Deus mais cultuado em toda a Índia, pode ser compreendido como o Ser Supremo.

**7.** Kural, traduzido como versos sagrados, é um texto clássico dividido em três livros, cada um com ensinamentos aforísticos sobre virtude, riqueza e amor. É considerado um dos maiores trabalhos sobre ética e moralidade.

**8.** Trecho escrito pelo Apóstolo Paulo na carta aos romanos, capítulo 13, versículo 1.

**9.** Na mitologia persa, Ormuzd é o mestre e criador do mundo. Ele é soberano, onisciente e deus da ordem.

**10.** Brahma é o primeiro deus da trindade do hinduísmo. É o deus da música e das canções, representado como um ser de muitas faces. Também é a representação da força criadora ativa no universo.

**11.** Shabat é o nome dado ao dia de descanso semanal no judaísmo, simboliza o sétimo dia em Gênesis, após os seis dias de Criação.

**12.** Tripitaka é uma compilação dos ensinamentos budistas tradicionais, conforme preservados pela escola Terevada. É também conhecido como cânone páli.

**13.** Podemos ver aqui uma analogia com a legião bíblica em Marcos 5:9. O "terrível acúmulo de exercícios fúteis de nossas capacidades inferiores de mente e memória" é, para o autor, um conjunto de demônios.

**14.** Os Upanishads são as partes das escrituras hindus que discutem a religião, são consideradas instruções religiosas.

**15.** Baba Bharati é a deusa hindu da aprendizagem e eloquência.

**16.** Em 1908, Leon Tolstói, que era conhecido não apenas como uma figura literária, mas também como uma voz moral para os povos oprimidos, escreveu a "Carta a um hindu" em resposta a Tarak Nath Das, que lhe escrevera em busca de seu apoio pela independência da Índia, instando-o a divulgar a tirania britânica no país.

**17.** Aylmer Maude foi tradutor dos livros de Tolstói para o inglês.

**18.** Joseph J. Doke publicou em 1909 a primeira biografia de Gandhi, *M. K. Gandhi: An Indian Patriot in South Africa*, quando ele estava na África do Sul lutando pelos direitos humanos dos colonos indianos.

**19.** Gandhi escreveu o livro *Indian Home Rule* em 1909, na obra ele expressa suas opiniões sobre autogoverno (swaraj), civilização moderna, mecanização etc.

**20.** O *Indian Opinion* (1904-1915) foi um jornal criado por Gandhi para combater a discriminação racial e conquistar direitos civis para a comunidade imigrante indiana na África do Sul.

**21.** Tolstói morreu no dia 20 de novembro de 1910.

**22.** Maharishi é o título honorário (como mahatma) para grande sábio, santo, mestre, guia místico e filosófico, guru.

**23.** O faquir é um asceta que executa votos de pobreza e pensa em ser autossuficiente e só possuir a necessidade espiritual de Deus.

**24.** O satyagraha é uma filosofia desenvolvida por Gandhi que designa o princípio da não agressão, uma forma de protesto não violento que não deve ser confundido com a desobediência civil.

**25.** Reginald Edward Harry Dyer foi o brigadeiro-general responsável pelo massacre de Jallianwala Bagh, em Amritsar. Ele foi chamado de "o açougueiro de Amritsar" porque sua ordem para disparar contra uma multidão pacífica matou pelo menos trezentas e setenta e nove pessoas.

**26.** O coronel Frank Johnson comandava a área civil de Lahore e impôs a lei marcial mais severa da época.

**27.** Os rishis, cuja tradução literal é videntes, foram os autores dos Vedas.

**28.** Arthur Colley Wellesley, duque de Wellington, foi um marechal e político britânico, famoso por seu estilo de adaptação defensiva de guerra e um extenso planejamento antes das batalhas, o que lhe permitia escolher o campo de batalha e forçar o inimigo a vir até ele. Ajudou a derrotar Napoleão e é considerado um dos maiores comandantes de defesa de todos os tempos.

29. Rama é considerado um dos avatares do deus Vishnu. É o símbolo do grande homem (perfeito filho, marido, irmão, amigo e governante). Luta contra o demônio Ravana; sua saga é descrita no Ramaiana.

30. Ravana é o mais terrível demônio do mundo, luta contra Rama.

31. O Young India (1919-1931) foi um jornal semanal publicado por Gandhi em inglês; ele espalhou sua ideologia sobre o uso da não violência.

32. O sipaio é o soldado indiano que servia no exército da Companhia Britânica das Índias Orientais.

33. Swaraj pode significar autogoverno ou governança doméstica, mas geralmente se refere ao conceito de Gandhi para a independência indiana do domínio estrangeiro.

34. O bolchevismo é a corrente política e a linha organizacional idealizada e imposta por Lênin, que seguia a orientação marxista.

35. O ahimsa é um princípio étnico-religioso adotado no hinduísmo que consiste em não cometer violência contra outros seres. O ahimsa é inspirado pela premissa de que todos os seres vivos têm uma centelha de energia espiritual divina, por consequência, ferir alguém é ferir a si mesmo.

36. O massacre de Jalianwalla Bagh ocorreu na cidade de Amritsar no dia 13 de abril de 1919, efetuado por tropas do raj britânico contra manifestantes que reivindicavam a independência da Índia.

37. A Union Jack é a bandeira nacional do Reino Unido.

38. Parte do movimento de independência indiana e desenvolvimento do nacionalismo indiano, o movimento Swadeshi começou com a partição de Bengala pelo vice-rei da Índia, lorde Curzon, em 1905 e continuou até 1911.

**39.** O significado de dharma é "o que está estabelecido", "lei", "dever".

**40.** As Guerras dos Bôeres foram dois confrontos armados na Cidade do Cabo (África do Sul) entre os colonos de origem holandesa e francesa (os bôeres) e o exército britânico.

**41.** O engenheiro suíço Pierre Ceresole, conhecido como fundador do Serviço Voluntário Internacional para a Paz, participou de diversas campanhas do serviço público em vários países, sobretudo na Índia, onde manteve contato próximo a Gandhi.

**42.** A Batalha das Termópilas foi travada no contexto da Segunda Guerra Meda entre uma aliança de pólis gregas lideradas por Leônidas I (com trezentos espartanos), rei de Esparta, e o Império Aquemênida de Xerxes I. A batalha durou três dias e se desenrolou no desfiladeiro das Termópilas.

**43.** Essa frase refere-se a Pompeia, esposa de César, que realizou um festival em homenagem a *Bona Dea* (boa deusa), do qual homem nenhum poderia participar. Porém, um jovem patrício chamado Públio Clódio conseguiu entrar disfarçado de mulher, aparentemente com o objetivo de seduzi-la. Ele foi pego e processado por sacrilégio. Mesmo assim, César se divorciou de Pompeia, afirmando: "Minha esposa deve estar acima de qualquer suspeita".

**44.** Refere-se à Segunda Guerra Ítalo-Etíope, conflito ocorrido em 1935-1936, quando a Itália fascista de Mussolini invadiu a atual Etiópia.

**45.** O dr. Howard Washington Thurman foi um dos líderes mais importantes dos direitos civis nos Estados Unidos. A teologia da não violência radical de Thurman influenciou e moldou diversos líderes, incluindo Martin Luther King Jr.

**46.** Travancore foi um estado principesco do subcontinente indiano que existiu entre 1729 e 1949.

**47.** Gêngis Khan, imperador mongol e estrategista brilhante que atravessou a Muralha da China, conquistando aquele país, era conhecido pela brutalidade de suas campanhas.

**48.** A revolta dos trabalhadores europeus, também conhecida como Revolta Vermelha, foi um levante armado de mineiros brancos contrários à diminuição dos salários e a contratação de trabalhadores negros. Eles conseguiram diversos direitos para os trabalhadores brancos.

**49.** O Destacamento Tempestade, os Stormtroopers nazistas, era uma tropa criada para a proteção dos candidatos do partido que agia como uma milícia paramilitar.

**50.** Carl von Ossietzky, jornalista, escritor e pacifista alemão que foi agraciado com o Nobel da Paz em 1935.

**51.** Himsa significa injustiça e crueldade, é o oposto de ahimsa.

**52.** A revolta de 1942 foi o Movimento Quit India, lançado na sessão do Comitê do Congresso de Bombaim pelo Mahatma Gandhi exigindo o fim da dominação britânica.

**53.** Fronteira Gandhi é o apelido dado a Abdul Ghaffar Khan, mais conhecido como Bacha Khan, líder do movimento Khudai Khidmatgar, por ter sido amigo íntimo de Gandhi e compartilhado de seus ideais.

**54.** Khudai Khidmatgars, em tradução literal: servos de Deus, eram aqueles que participavam do movimento não violento, de mesmo nome, contra a dominação britânica e por melhorias sociais.

**55.** Netaji, em tradução literal: líder respeitado, é o título dado a Subhas Chandra Bose, sob cuja liderança o Exército Nacional Indiano (I. N. A., na sigla em inglês) esperava libertar a Índia do domínio britânico. Com o apoio japonês, Bose renovou o I. N. A. e atacou o exército britânico. Há muitas teorias sobre sua morte, como a de que ela teria ocorrido em 1945, quando o avião de Bose caiu em Taiwan.

**56.** O capitão Shah Nawaz foi um político indiano que serviu como oficial do Exército Nacional Indiano durante a Segunda Guerra Mundial.

**57.** Shri Raichandbhai Ravjibhai Mehta foi um poeta, místico, filósofo, estudioso, reformador e orientador espiritual do Mahatma Gandhi.

**58.** O jainismo é uma antiga religião indiana cujas principais premissas religiosas são a não violência, o não apego e a verdade, dentre outras. Esses princípios afetaram a cultura jainista de diversas maneiras, como levar um estilo de vida vegetariano.

**59.** Shri Shankarrao Deo foi o fundador da Satkaryottejak Sabha e membro da Assembleia Constituinte da Índia, ele desempenhou um papel fundamental durante a redação da Constituição do país.

**60.** O Mahabharata é um dos maiores clássicos da Índia. Ele é visto por alguns autores como o texto sagrado de maior importância no hinduísmo, pois discute as três metas da vida humana: o desfrute sensorial, o desenvolvimento econômico e os códigos de conduta moral e ritualístico.

**61.** O zamindar era um governante autônomo de um estado que aceitava a soberania do imperador da Índia. Os zamindares detinham enormes extensões de terra e controle sobre seus camponeses, dos quais se reservavam o direito de cobrar impostos em nome das cortes imperiais ou para fins militares.

**62.** Panchayat é um sistema político indiano que agrupa cinco vilas (a maior no centro e as demais ao redor) e onde cada um tem tarefas e responsabilidades específicas.

**ASSINE NOSSA NEWSLETTER E RECEBA INFORMAÇÕES DE TODOS OS LANÇAMENTOS**

www.faroeditorial.com.br

CAMPANHA

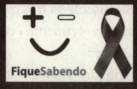

Há um grande número de portadores do vírus HIV e de hepatite que não se trata. Gratuito e sigiloso, fazer o teste de HIV e hepatite é mais rápido do que ler um livro.
FAÇA O TESTE. NÃO FIQUE NA DÚVIDA!

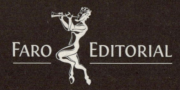

ESTA OBRA FOI IMPRESSA EM MARÇO DE 2025